国民营养科普丛书
——身体活动健康指导

主　审　刘爱玲
主　编　栾德春　李绥晶
副主编　崔玉丰　马成鑫

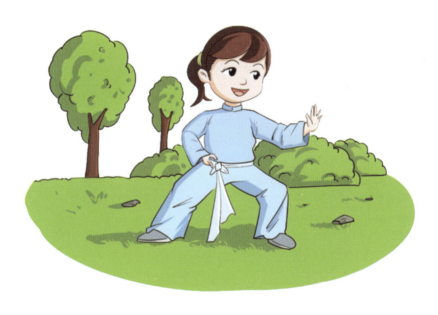

人民卫生出版社
·北京·

图书在版编目（CIP）数据

身体活动健康指导 / 栾德春，李绥晶主编 . —北京：人民卫生出版社，2022.2

（国民营养科普丛书）

ISBN 978-7-117-30336-1

Ⅰ. ①身… Ⅱ. ①栾…②李… Ⅲ. ①体育活动 – 基本知识 Ⅳ. ①G8

中国版本图书馆 CIP 数据核字（2020）第 148120 号

人卫智网	www.ipmph.com	医学教育、学术、考试、健康，购书智慧智能综合服务平台
人卫官网	www.pmph.com	人卫官方资讯发布平台

国民营养科普丛书——身体活动健康指导

Guomin Yingyang Kepu Congshu——Shenti Huodong Jiankang Zhidao

主　　编：栾德春　李绥晶
出版发行：人民卫生出版社（中继线 010-59780011）
地　　址：北京市朝阳区潘家园南里 19 号
邮　　编：100021
E - mail：pmph @ pmph.com
购书热线：010-59787592　010-59787584　010-65264830
印　　刷：北京盛通印刷股份有限公司
经　　销：新华书店
开　　本：710 × 1000　1/16　印张：6
字　　数：101 千字
版　　次：2022 年 2 月第 1 版
印　　次：2022 年 4 月第 1 次印刷
标准书号：ISBN 978-7-117-30336-1
定　　价：29.00 元
打击盗版举报电话：010-59787491　E-mail：WQ @ pmph.com
质量问题联系电话：010-59787234　E-mail：zhiliang @ pmph.com

编 者

（以姓氏笔画为序）

于　欣　辽宁省疾病预防控制中心

马成鑫　辽宁省疾病预防控制中心

任　时　辽宁省疾病预防控制中心

许丽丽　黑龙江省疾病预防控制中心

李绥晶　辽宁省疾病预防控制中心

陈　楠　辽宁省卫生健康监督中心

陈慧中　沈阳市疾病预防控制中心

栾德春　辽宁省疾病预防控制中心

高　倩　中国医科大学公共卫生学院

崔玉丰　辽宁省疾病预防控制中心

熊　鹰　重庆市疾病预防控制中心

秘　书　马成鑫　辽宁省疾病预防控制中心

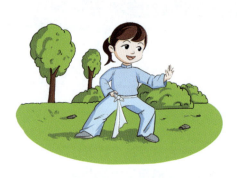

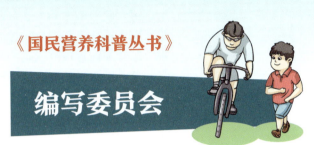

《国民营养科普丛书》

编写委员会

编委会主任	刘金峰	国家卫生健康委员会食品安全标准与监测评估司
	高 福	中国疾病预防控制中心
	卢 江	中国疾病预防控制中心

科学顾问	王陇德	中国工程院院士
	陈君石	中国工程院院士
	杨月欣	中国营养学会理事长
	杨晓光	中国疾病预防控制中心营养与健康所研究员

主 编	丁钢强	中国疾病预防控制中心营养与健康所
	田建新	国家卫生健康委员会食品安全标准与监测评估司
	张志强	全国卫生产业企业管理协会

副 主 编	张 兵	中国疾病预防控制中心营养与健康所
	刘爱玲	中国疾病预防控制中心营养与健康所
	徐 娇	国家卫生健康委员会食品安全标准与监测评估司

编 者 （按姓氏汉语拼音排序）		
	戴 月	江苏省疾病预防控制中心
	龚晨睿	湖北省疾病预防控制中心
	郭战坤	保定市妇幼保健院
	李绥晶	辽宁省疾病预防控制中心
	李晓辉	成都市疾病预防控制中心
	梁 娴	成都市疾病预防控制中心
	刘长青	河北省疾病预防控制中心
	刘丹茹	山东省疾病预防控制中心

栾德春　辽宁省疾病预防控制中心
苏丹婷　浙江省疾病预防控制中心
辛　宝　陕西中医药大学公共卫生学院
熊　鹰　重庆市疾病预防控制中心
张　丁　河南省疾病预防控制中心
张俊黎　山东省疾病预防控制中心
张书芳　河南省疾病预防控制中心
张同军　陕西省疾病预防控制中心
章荣华　浙江省疾病预防控制中心
赵　耀　北京市疾病预防控制中心
周永林　江苏省疾病预防控制中心
朱文艺　陆军军医大学新桥医院
朱珍妮　上海市疾病预防控制中心

编委会专家组（按姓氏汉语拼音排序）
陈　伟　北京协和医院
丁钢强　中国疾病预防控制中心营养与健康所
葛　声　上海市第六人民医院
郭云昌　国家食品安全风险评估中心
黄承钰　四川大学
刘爱玲　中国疾病预防控制中心营养与健康所
楼晓明　浙江省疾病预防控制中心
汪之顼　南京医科大学
王惠君　中国疾病预防控制中心营养与健康所
王志宏　中国疾病预防控制中心营养与健康所
吴　凡　复旦大学
杨振宇　中国疾病预防控制中心营养与健康所
易国勤　湖北省疾病预防控制中心
张　兵　中国疾病预防控制中心营养与健康所
张　坚　中国疾病预防控制中心营养与健康所
张　倩　中国疾病预防控制中心营养与健康所
朱文丽　北京大学
周景洋　山东省疾病预防控制中心

编委会秘书组（按姓氏汉语拼音排序）
刘爱玲　中国疾病预防控制中心营养与健康所
马彦宁　中国疾病预防控制中心营养与健康所

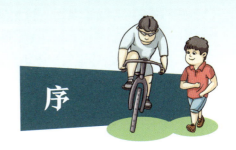

序

　　随着我国社会经济快速发展,国民营养健康状况得到明显改善,同时也伴随出现新的问题和挑战。一方面,人民群众对营养健康知识有着强烈渴求,另一方面,社会上各种渠道传播的营养知识鱼龙混杂,有的甚至真假难辨。因此,亟须加强科学权威的营养科普宣传,引导人民群众形成真正健康科学的膳食习惯和生活方式,提升人民群众营养素养与水平,切实增强人民群众获得感与幸福感。

　　为贯彻落实《国民营养计划(2017—2030 年)》"全面普及营养健康知识"和健康中国合理膳食行动要求,国家卫生健康委员会食品安全标准与监测评估司委托中国疾病预防控制中心营养与健康所组织编写《国民营养科普丛书》12 册,其中《母婴营养膳食指导》《2~5 岁儿童营养膳食指导》《6~17 岁儿童青少年营养膳食指导》《职业人群营养膳食指导》和《老年人营养膳食指导》详细介绍了不同人群的营养需求和膳食指导;《常见食物营养误区》和《常见食品安全问题》对居民关注的营养与食品安全的热点问题及存在误区进行了详细解答;《身体活动健康指导》和《健康体重管理指导》详细介绍了不同人群的身体活动建议以及如何保持健康体重;《常见营养不良膳食指导》《糖尿病膳食指导》《心血管疾病膳食指导》针对不同疾病的营养需求给出了有针对性和实用性的指导。

　　丛书围绕目前我国居民日常生活中遇到的、关心的问题,结合营养食品科研成果和国内外动态,力求以通俗易懂的语言向大众进行科普宣传,客观、全面地普及相关营养知识。丛书采用一问一答、图文并茂的编写形式,努力做到深入浅出,整体形成一套适合不同人群需要,兼具科学性、实用性、指导性的营养科普工具书。

　　丛书由100多位营养学、医学、传播学及健康教育等相关领域的专家学者共同撰写,历经了多次研讨和思考,针对不同人群健康需求,凝练了近2 000个营养食品相关热点问题,分类整理并逐一解答。丛书以广大人民群众为主要读者对象,在编写过程中尽量避免使用专业术语,同时也可为健康教育工作者提供科学实用的参考。希望丛书的出版能够成为正确引导广大居民合理膳食的有益工具,为促进营养改善和慢性病防治、提升居民营养素养提供帮助。

编委会

2022 年 1 月

前　言

随着我国经济社会的发展和卫生服务水平的不断提高,国家对于慢性病的防控工作力度逐年加大,但受人口老龄化加剧、城镇化和工业化进程加快及不健康生活方式的影响,我国慢性病患者基数仍不断扩大,慢性病的防治形势依然严峻。2019年高血压、糖尿病、高胆固醇血症、慢性阻塞性肺疾病患病率和癌症发病率与2015年相比有所上升;慢性病已经是中国居民的死亡主因,占总死亡的88.5%,其中心脑血管、癌症、慢性呼吸系统疾病死亡比例为80.7%。

不健康的生活方式是慢性病发生发展的重要影响因素,其中吸烟、过量饮酒、身体活动不足和不健康饮食是主要行为危险因素。随着社会的发展,人们更多倾向于快节奏生活中的"慢下来"。手机、电脑、平板电脑等电子产品走进居民的生活中,网络占据了大部分的空闲时间;交通方式上也多为"被动"交通;工作和家庭生活中久坐不动的行为也越来越多,身体活动减少、静坐活动增多。2015年我国20~69岁居民经常锻炼率仅为18.7%。身体活动不足是导致个体超重肥胖的原因之一,我国成年居民超重肥胖已超过50%,6~17岁的儿童青少年接近20%,6岁以下的儿童达到10%。另外,每天久坐时间每增加1小时,心脑血管疾病发生风险、癌症和全因死亡风险分别增加4%、1%和3%。世界卫生组织2018年发布研究,估计全球超过14亿成年人由于身体活动不足而面临疾病风险。而充分的身体活动不仅可以促进能量消耗,维持健康体重,降低心脑血管疾病、2型糖尿病等疾病的发生风险和全因死亡风险,还有缓解压力、减少抑郁发生,促进大脑发育、缓解大脑疲劳和改善骨骼健康预防骨质疏松症等多种益处。

为了促进国民健康,国家发布了《"健康中国2030"规划纲要》《国民营养计划(2017—2030年)》和《健康中国行动(2019—2030年)》,提倡合理膳食,推行健康文明生活方式,减少疾病的发生;宣传科学运动理念,培养运动健身习惯,加强个人体重管理,对成人超重、肥胖者进行饮食和运动干预。预计到2030年,经常参加体育锻炼人数比例达到40%以上,居民健康素养提升至30%。

　　为了使人们更好地做到合理膳食、健康生活,中国疾病预防控制中心营养与健康所组织编写了国民营养科普丛书。本分册作为丛书的一部分,目的是使人们更好地了解什么是身体活动,知道如何做身体活动。希望读者通过阅读本书能够找到适合自己的身体活动方式、身体活动强度、身体活动频率及时间,制订自己的身体活动计划,达到吃动平衡、健康体重。让我们共同努力,为提高全民健康水平作贡献!

　　由于编者水平所限,书中可能会有不足之处,敬请读者批评指正。另外,慢性病患者应在遵循医嘱的前提下适度开展身体活动。

编者

2022年1月

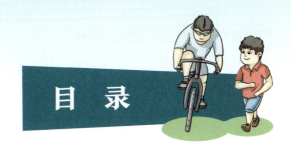

目　录

一、身体活动概念及意义

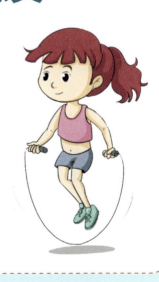

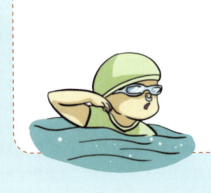

据WHO(2010)统计,缺乏身体活动已成为全球范围死亡的第四位主要危险因素,仅次于高血压、烟草使用和高血糖,增加身体活动已成为增强身体素质、预防疾病、提高健康水平最有效、最经济的方式之一,身体活动形式丰富多彩,对放松心情提高幸福指数及提高学习和工作效率也具有重要意义(图1)。

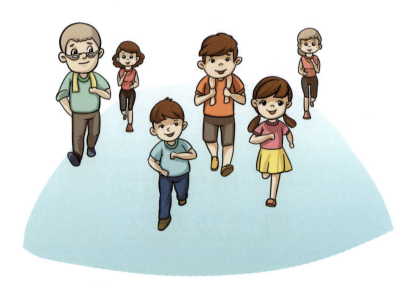

图1　全民参与身体活动

1. 什么是身体活动

　　身体活动是指任何骨骼肌收缩引起的高于基础代谢水平能量消耗的机体活动,主要是指能明显增强能量消耗、有利于能量摄入和消耗平衡、引起适当的呼吸加快、促进血液循环、提高新陈代谢的大肌群参与的活动。以体重66千克男性为例:快走,每小时消耗297千卡;家务中的刷碗,每小时可消耗151.8千卡。而看电视、坐着聊天、使用手机、使用电脑打字这一类的活动也有肌肉活动,但消耗能量较少,每小时消耗60千卡左右(以体重66千克男性为例),属于静坐活动(指醒着时躺着或坐着的状态),不符合我们这里身体活动的定义。我们常说的身体活动不足不仅仅指身体活动的减少,还包括静坐活动增多。

2. 身体活动对提高身体素质有哪些好处

身体素质是衡量一个人体质状况的重要标志,是指人体在运动、劳动和日常活动中,在中枢神经调节下,各器官系统功能的综合表现,良好的身体素质可以促进人体健康,增强抵御疾病的能力。合理的身体活动可以从降低脂肪含量、增加肌肉含量、提高心肺功能、增加幸福感等方面提升人体的身体素质。

(1)身体活动可以促进能量的消耗,减少脂肪堆积,尤其减少腹部脂肪效果明显(图2)。针对肌肉的训练,可以刺激肌纤维的增粗,从而增加肌肉含量,增强肌肉耐力。有研究表明,对于儿童青少年,随着年龄增长,身体活动量越大,骨骼肌含量越多,体脂百分比越低,身体素质越好。在健康允许的条件下,较大强度身体活动对身体素质促进作用更大,比如游泳、网球、篮球、俯卧撑等。

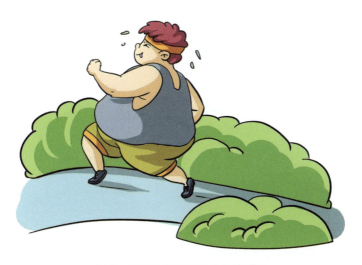

图2 增加身体活动减少脂肪堆积

(2)身体活动可以提高心肺功能,改善循环功能。规律的身体活动可以提高心脏的收缩力,增加肺活量,加快体内循环,有利于器官血氧的供应,加快废物的排出,明显提高各年龄阶段人群的心肺功能和身体健康水平。在身体活动的种类上,慢跑、骑车、游泳等有氧运动不失为好的选择。

（3）身体活动可以增加幸福感。身体活动尤其是有氧活动可以促进人体多巴胺的分泌。多巴胺是大脑的"奖励物质"，可以使人产生愉悦的感觉及减少抑郁的发生，因此，适当的身体活动可以缓解压力，使人快乐，增加人们的幸福指数。

3. 身体活动对疾病的影响是什么

据 WHO（2010）统计，缺乏身体活动已成为全球范围死亡的第四位主要危险因素（6%），仅次于高血压（13%）、烟草使用（9%）和高血糖（占 6%），研究表明，定期参加中到高强度的身体活动可以降低许多疾病发病风险，也可以延缓慢性疾病的发展；有规律的身体活动可以大大降低心血管疾病（包括心脏病、脑卒中和心力衰竭）发展和死亡的风险，可以降低血压、增加胰岛素敏感性；身体活动还可以降低乳腺癌、结肠癌、食管癌、膀胱癌等某些癌症发生风险。

对于老年人来说，增加身体活动也是改善身体状况、降低某些疾病患病风险的有效措施之一（图 3）。

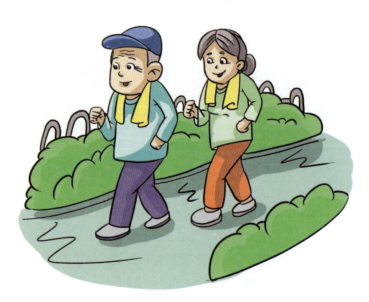

图 3　老年人适当增加身体活动降低某些疾病患病风险

有研究认为,积极参与身体活动的老年人相对于较少参与身体活动的老年人患高血压、糖尿病、心脏病、高血脂等疾病的风险明显降低,并且越积极参与身体活动,其患慢性疾病的风险越低。在身体活动参与的类型上,交通往来身体活动(如步行去买菜)也可以降低患病风险,参与度越高,效果越好。另外,积极参与身体活动的老年人相对于较少参与身体活动的老年人住院风险显著降低,住院次数和天数均显著减少。

4. 身体活动对日常工作/学习效率的意义是什么

(1) 促进大脑发育:身体活动可以提高大脑的血氧供应,促进大脑发育。有证据表明,更多的身体活动与认知能力的改善(包括在学业成绩测试中的表现)之间存在联系,如:处理速度、记忆力和执行功能。这些影响可以在各种形式的身体活动中发现,包括有氧运动(如快步走)、力量型运动、瑜伽和游戏活动。对大学生的研究表明,进行体育锻炼有利于学习过程中集中注意力,增加学习的正性情绪及学习策略。经常运动的人,其大脑分析能力、大脑的反应速度、注意力和学习情绪会优于不常运动的人,学习和工作效率也较高(图4)。

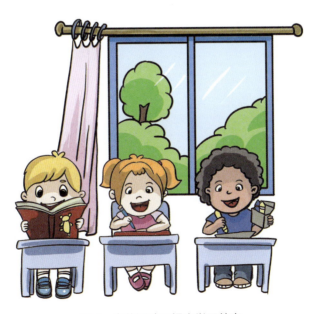

图 4　身体活动可提高学习效率

（2）缓解大脑疲劳：学习、工作间歇的身体活动可以减少疲劳感，延长"有效"学习、工作时间。工作或者学习时间久了，大脑皮质就会从兴奋状态转化为抑制状态，让人难以集中注意力，理解力和记忆力均会减弱，此时如果进行10~20分钟的身体活动就可以减少抑制性神经递质的释放，缓解中枢的疲劳，从而大大提高工作和学习的效率（图5）。

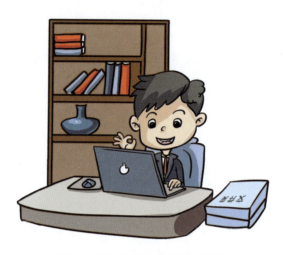

图5　身体活动可提高工作效率

二、身体活动的方式

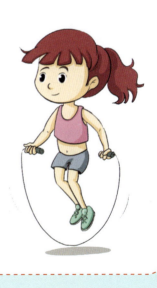

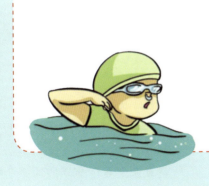

身体活动并非坐着活动手指、脖颈,而是大肌肉群参与,能够明显增加能量消耗的骨骼肌运动。身体活动也不应等同于"锻炼",锻炼是身体活动的一种,是有计划、有条理、反复的运动。本节主要内容为身体活动的分类方式、常见闲暇时间身体活动的介绍,通过不同的身体活动方式了解其相对应的效果,根据自身的需求找到适合的身体活动方式。

1. 身体活动分类

各个年龄段的人都应参加各类身体活动。身体活动的类型都有哪些呢?我们根据常见的几种分类方式来了解一下。

（1）按日常活动分类:

1）职业身体活动:指从事不同职业的人群在所从事的工作中进行的身体活动,是身体活动的一个重要组成部分。例如:店员在商场整理货品,餐馆的服务人员传送菜品,库房的搬运工搬送货物,以及伐木、种地、收割等。

2）交通往来身体活动:指出行过程中涉及的身体活动,例如:骑自行车上下班,步行去买菜等。

3）家务身体活动:目前,家务身体活动仍然是身体活动的主要组成部分之一,例如:做饭、洗碗、扫地、手洗衣服等。但随着科技的发展和进步,越来越多的现代化家用电器,取代了体力性的家务活动,如洗碗机、扫地机器人等,家务身体活动在身体活动中的比例会越来越低。

4）闲暇时间身体活动:指除职业性身体活动、交通有关身体活动,家务劳动之外,自己安排闲暇时间进行的身体活动,例如:游泳、瑜伽、打篮球、徒步、爬山、散步、跳舞、园艺活动等。闲暇时间的身体活动形式很多,不仅仅是运动或锻炼。

（2）按能量代谢分类

1）有氧运动:是指在身体活动过程中,能量来源主要依靠三羧酸循环,吸入的氧气与人体需求达到平衡状态,人体在供应充分氧气的情况下进行的身体活动,例如:长跑、游泳、骑自行车等。

2）无氧运动:是相对有氧运动而言的,能量来源主要依靠磷酸原系统和糖酵解,机体肌肉在"缺氧"的状态下快速强烈的身体活动,例如:短跑、举重等。无氧运动大多情况下是负荷强度高、很难持续长时间、疲劳消除时间也相对慢的身体活动。

（3）按生理功能和运动方式分类：

1）关节柔韧性活动：可增强关节在整个活动范围内的活动能力，增加机体的柔韧性，例如：瑜伽、太极等。

2）抗阻力活动：可增加肌肉力量，延缓运动能力丢失，促进骨骼生长、增强力量，例如：举重、哑铃等。

3）身体平衡和协调性练习：可以提高人在静止或移动时抵抗身体内外力量的能力，例如：单脚站立、单脚跳、向后走或使用摇摆板等。

2. 常见的闲暇时间身体活动形式有哪些

身体活动是提高机体健康水平、提高生活质量最经济最有效的手段之一，形式多种多样，可供人们选择的项目也种类繁多，增加身体活动特别是闲暇时间的身体活动是需要我们加强认识及重视程度的，可以根据自身需求选择不同形式的身体活动制订个性化的闲暇时间身体活动规划。下面让我们了解下常见的几种闲暇时间的身体活动形式：

1）有氧运动：是一种由躯干、四肢等大肌肉群参与为主，持续性有节律的运动，可有效减少体内脂肪堆积（图6~图8）。

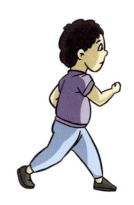

图6　有氧运动——长跑

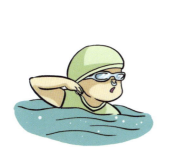

图7　有氧运动——游泳

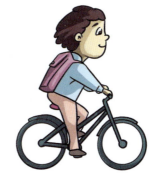

图8　有氧运动——骑自行车

2）力量型运动：是增加肌肉力量的运动，可促进身体生长，强壮骨骼，防控骨质疏松，分为器械型和非器械型（图9~图11）。

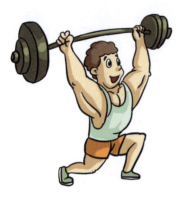

图 9　力量型运动——举重

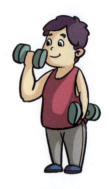

图 10　力量型运动——哑铃

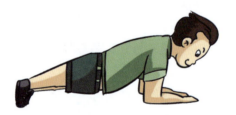

图 11　力量型运动——伏地挺身

3）柔韧性运动：是一系列的关节活动，使关节得到全方位活动及关节周围的肌肉组织得到伸展，可增加运动幅度，提高健身效果，健美身姿，预防损伤（图 12~ 图 14）。

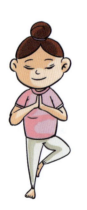

图 12　柔韧性运动——
瑜伽

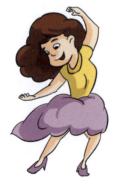

图 13　柔韧性运动——
舞蹈

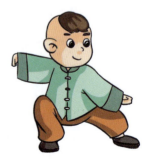

图 14　柔韧性运动——
太极拳

3. 身体活动只是"锻炼"吗

现在生活休闲娱乐的项目日益更新,很多人倾向于手机、电脑、平板电脑等一系列电子产品的"活动项目",用这种看似既"舒服"又"不累"静态生活方式来度过闲暇时光(图15),身体活动减少,形成了久坐少动的生活方式。久坐少动的生活方式会增加全因死亡率风险,加大了如糖尿病等慢性疾病的发生风险。有些人将其归咎于"没有时间锻炼"。但是"锻炼"仅是身体活动的一种,是有计划、有条理、反复的运动,这种积极规律的身体活动对于各年龄段人群都起到积极的作用。而在我们生活中不仅仅只有"锻炼"这种主动的、可以提高我们身体活动量的体育运动。对于没有时间进行锻炼的人来说,增加日常活动也是一个增加身体活动的好办法。无论是做家务,还是以步行或骑自行车为主的交通往来都属于有益于健康的身体活动。

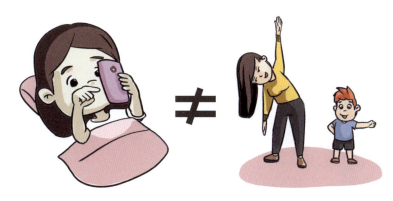

图 15　躺着玩手机不等于参与身体活动

我们可以通过下面的例子了解下身体活动类型及静坐活动。

例如,以下是一名30岁女性张女士的日常身体活动情况:

7:00—8:30　步行到公交车站,坐公交车上班,再步行到公司

8:30—12:00　上班时间,多为静坐;复印或传递文件会起来走动或上下楼

12:00—13:30　午休

13:30—17:00　上班时间,多为静坐;复印或传递文件会起来走动或上下楼

17:00—18:30　步行到公交车站,坐公交车下班,再步行到家

18:30—19:30　做饭

19:30—20:30　洗碗、扫地、拖地

20:30—21:30　跑步、散步等活动（每周有至少 3 天以上）

21:30—23:00　看电视、看手机

23:00—次日 6:20　睡眠

张女士的活动类型可以分为：

1）职业身体活动：复印或传递文件会起来走动或上下楼。

2）交通往来身体活动：上下班的步行。

3）家务身体活动：做饭、洗碗、扫地、拖地。

4）闲暇时间身体活动：跑步、散步。这两项活动，每周有至少 3 天以上，具有重复、有规律等的特点，属于"锻炼"。

5）静坐活动：上班时间地静坐，看电视、看手机。

4. 常见的身体活动方式有哪些好处

（1）有氧运动：增强心肺功能、消耗体内脂肪、控制和降低体重、降低心脑血管疾病的发病风险、改善血脂和糖代谢、调节血压、提高机体抵抗力、增加工作效率（图 16）。

（2）力量型运动：增加肌肉力量、预防摔倒、强壮骨骼、预防骨质疏松、预防心脏病和 2 型糖尿病（图 17）。

（3）柔韧性运动：增加关节活动幅度、提高平衡能力、降低运动时受伤风险、减少和防止锻炼后肌肉疲劳、舒缓忙碌和紧张情绪、增强内心平静（图 18）。

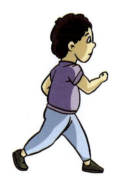
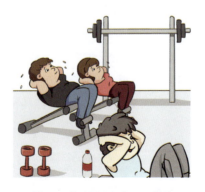
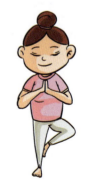

图 16　有氧运动——　　　图 17　力量型运动——卷腹　　　图 18　柔韧性运动——

　　　　长跑　　　　　　　　　　　　　　　　　　　　　　　　　　瑜伽

5. 如何根据身体需求选择身体活动方式

（1）希望增强心肺功能、提高身体功能：可选择有兴趣并可长期坚持的身体活动，例如：快步走、篮球、慢跑、足球、游泳、骑自行车。

（2）希望增加瘦体重、强壮肌肉：可选择大负荷重复次数少或者小负荷重复次数多的力量型运动，例如：俯卧撑、杠铃、哑铃（图19）。

增强心肺功能、提高身体机能

例如：快步走　篮球
　　　慢跑　　足球
　　　游泳　　骑自行车

可选择有兴趣并可长期坚持的身体活动

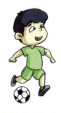

可选择大负荷，重复次数少或者小负荷重复次数多的力量型运动

增加瘦体重、强壮肌肉

例如：俯卧撑　杠铃
　　　哑铃

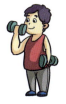
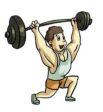

图 19　根据身体需求选择身体活动方式

（3）希望形成良好心理状态、获得心理满足感：可选择娱乐性强的或放松心态的身体活动，例如：羽毛球、乒乓球、瑜伽、太极拳。

（4）希望提高身体柔韧性：可选择柔韧性运动，例如：瑜伽、健身操（图20）。

饮食要多样，身体活动也是一样。

例如：李想，65岁，男性，身体硬朗，希望保持身体健康。推荐健步走（每周150分钟以上），有利于预防心血管疾病等相关慢性病，同时，为避免运动的损伤及预防跌倒、增加机体的柔韧性及肌肉力量、丰富生活增加乐趣，推荐太极拳、广场舞（可每日进行）及适量的力量型运动（隔日进行）。

例如：张华，30岁，女性，身体状况良好但体形偏胖，希望改善体型。推荐慢跑等有氧运动（每天进行）、上下班由开车改为骑行，同时结合瑜伽、健身操等，可增加脂肪消耗及塑形。

形成良好心理状态、获得心理满足感

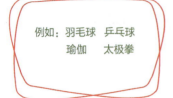

例如：羽毛球　乒乓球
　　　瑜伽　　太极拳

可选择娱乐性强的或放松心态的身体活动

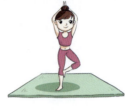

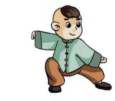

提高身体柔韧性

例如：瑜伽、舞蹈

可选择柔韧性运动

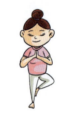

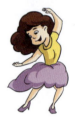

图20　根据身体需求选择身体活动方式

注意！当身体活动中出现不适情况，应及时根据机体状况调节身体活动方式、强度、时间，选择适合自己并增加兴趣的身体活动方式。必要时需向医生咨询并遵医嘱。

三、身体活动的强度

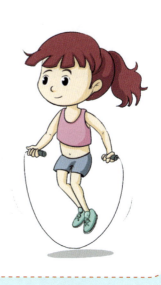

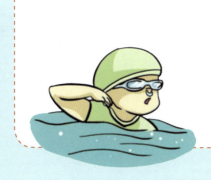

我们在各种指南中经常看到推荐中等强度／高强度／低强度的身体活动每周或每天活动多长时间，那么什么是身体活动的强度？我们可以认为身体活动的强度是"完成活动的用力程度"。本节我们通过判别身体活动的强度，了解日常活动和常见体育锻炼的强度，从而选择适合自身的活动强度。

1. 什么是身体活动强度

身体活动强度指单位时间内身体活动的能耗水平或对人体生理刺激的程度，分为绝对强度和相对强度。绝对强度可用来直观地衡量某一活动项目的强度；相对强度更适合用于制订个体活动计划，以确保符合个人的用力程度。如果想精确计算身体活动能量消耗、控制体重等，可以用绝对强度（例如：代谢当量）；如果想选择适合自己的身体活动方式，或者在非专业情况下判别身体活动强度，可以用相对强度（例如：最大心率百分比或自觉用力程度）。在了解身体活动强度的基础上，才能通过时间的叠加确定身体活动的具体量值。

2. 什么是身体活动的绝对强度

绝对强度属物理强度的范畴，代谢当量（MET，梅脱）是国际上通用的绝对强度的单位，指相对于维持静息状态时身体活动的能量代谢水平。其注重于身体活动项目本身的强度。

1 梅脱相当于每分钟每千克体重消耗 3.5 毫升的氧或每千克体重消耗 1.05 千卡（44 千焦）能量的活动强度（图 21）。

例如：骑自行车（12~16 千米／小时），身体活动的强度 MET=4.0，体重 66 千克男子骑行 30 分钟可以消耗多少能量？

4×30/60×66=132 千卡，即可以消耗能量 132 千卡。

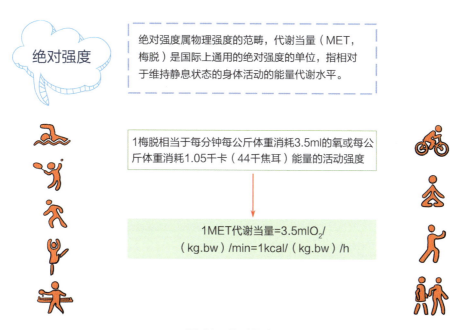

绝对强度

绝对强度属物理强度的范畴，代谢当量（MET，梅脱）是国际上通用的绝对强度的单位，指相对于维持静息状态的身体活动的能量代谢水平。

1梅脱相当于每分钟每公斤体重消耗3.5ml的氧或每公斤体重消耗1.05千卡（44千焦耳）能量的活动强度

1MET代谢当量=3.5mlO$_2$/（kg.bw）/min=1kcal/（kg.bw）/h

图 21　绝对强度

3. 什么是身体活动的相对强度

相对强度属于生理强度的范畴，可用最大心率百分比或者自我感觉运动强度来估计，注重自身生理条件对某种身体活动的反应和耐受力。

（1）最大心率百分比：当人们进行身体活动时，随着运动量的增加，机体消耗的氧量和心率也增加，在相对于机体最大运动强度时，耗氧量和心率不能再继续增加，达到极限水平，此时的心率为最大心率，耗氧量为最大耗氧量。

也可以粗略进行估计：

最大心率 =220- 实际年龄(岁)

最大心率百分比 = 运动结束后的即刻心率 /［220- 年龄(岁)］×100%

一般情况，正常人的脉搏和心率是一致的。测量运动后心率时，在活动结束后即刻测量 10 秒桡动脉或颈动脉搏，再乘以 6，即为每分钟心率。

（2）自我感觉运动强度：可根据运动时自身感觉的吃力程度来估计身体活动的强度。

把身体活动的强度分成 0~10 个不同等级。"0"是休息状态，"10"是自我感觉非常疲惫。1~4 相当于低强度；4~7 相当于中等强度；8~10 相当于高强(表 1，图 22)。

表 1   自我感觉运动强度量表

级别	感觉
0	休息状态
1~2	很轻、轻
3~4	较轻
5~6	稍累
7~8	累
9~10	很累

注:引自《中国居民膳食指南(2016)》

相对强度

相对强度属于生理强度的范畴,可用最大心率百分比或者自我感觉运动强度来表达,注重自身生理条件对某种身体活动的反应和耐受力。

自我感觉运动强度

把身体活动的强度分成0~10个不同等级。"0"是休息状态,"10"是自我感觉非常疲惫。

最大心率

最大心率=220-实际年龄
最大心率百分比=运动结束后的即刻心率/[220-年龄(岁)]×100%

图 22   相对强度

4. 怎样判断身体活动强度

(1)低强度身体活动:身体活动过程中心率一般不超过 100 次 / 分,与静息状态相比,呼吸深度和频率变化不大,呼吸平稳,可唱歌。如散步、整理衣物、洗碗等(图 23)。

(2)中等强度身体活动:身体活动过程中心率一般在 100~140 次 / 分,呼吸频率和深度增加,可以讲话交流。如走跑结合、骑自行车、太极拳、拖地板、手洗大件衣服等(图 24)。

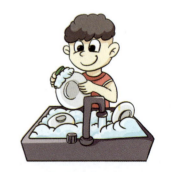

图 23   低强度身体活动——洗碗

（3）高强度身体活动：身体活动中心率超过140次／分，呼吸困难急促，不能用语言交谈。如跑步、快速骑自行车等（图25）。

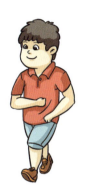

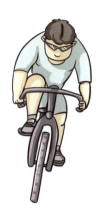

图24　中等强度身体活动——
走跑结合

图25　高强度身体活动——
快速骑自行车

如果想更准确的判断身体活动强度，可具体参考表2。

表2　身体活动强度判断

身体活动强度	相当于最大心率百分数 /%	自觉用力程度（RPE）	代谢当量（MET）	相当于最大吸氧量（VO₂max）/%	呼吸
低强度	40~60	较轻	<3	<40	平稳
中等强度	60~70	稍累	3~6	40~60	比较急促
高强度	71~85	累	7~9	61~75	急促
极高强度	>85	很累	10~11	>75	困难

注：引自《中国居民膳食指南（2016）》

代谢当量、最大心率和最大耗氧量百分比均可用来衡量身体活动的强度，而自我感觉运动强度存在个体差异，受个体主观影响，可作为评价身体活动强度的参考。

5. 常见体育运动强度都是多大

随着经济社会的快速发展，人们的工作和生活发式发生变化，身体活动量明显下降，同时也逐渐意识到体育运动在增强体质、提高健康水平方面的重要

性。那么我们经常接触到的体育运动项目的强度都是多少呢？（表3、图26、图27）

表3 常见体育运动项目强度

	活动项目	身体活动强度 /MET
低强度 （MET<3）	台球	2.5
中等强度 （3≤MET≤6）	保龄球	3
	排球,一般	3
	太极拳	3.5
	自行车,骑行速度 12~16 千米 / 小时	4
	排球,比赛	4
	乒乓球	4
	游泳 踩水,中等用力,一般	4
	瑜伽	4
	羽毛球,一般	4.5
	舞蹈,中速	4.5
	俯卧撑	4.5
	高尔夫球	5
	网球,一般	5
	单杠	5
	健身操(轻或中等强度)	5
	自行车,骑行速度 16~19 千米 / 小时	6
	篮球,一般	6
	走跑结合(慢跑成分不超过 10 分钟)	6
高强度 （7≤MET≤9）	跑步,慢跑	7
	篮球,比赛	7
	羽毛球,比赛	7
	足球,一般	7
	轮滑旱冰	7
	跑步,8 千米 / 小时	8
	网球,单打	8
	跳绳,慢速	8
	爬泳(慢),自由泳,仰泳	8

续表

活动项目		身体活动强度 /MET
极高强度 （MET>9）	跑步,9千米 / 小时	10
	足球,比赛	10
	跳绳,中速,一般	10
	蛙泳,一般速度	10
	爬泳(快),蝶泳	11
	跳绳,快速	12
	上楼梯,跑步	15

注:引自《中国居民膳食指南(2016)》

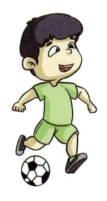
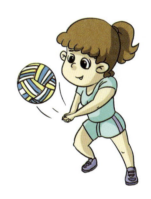

图 26　高强度体育运动——踢足球　　　图 27　中等强度体育运动——排球

以上体育运动的强度是以绝对强度来判断的,不同身体条件的人群(如儿童、老年人或患有慢性疾病人群等),在参考上表的同时,还应结合自身对活动的反应和耐受力,即相对强度,来选择体育运动。

6. 日常身体活动强度是多大

虽然我们知道体育运动是一种积极、主动、有益健康的身体活动,但对于没有时间运动的上班族或是在家照看孩子的人们来说,我们日常的一些活动也是具有一定强度的,让我们来了解一下吧(表 4、图 28、图 29)。

表4   常见日常活动强度

	活动项目	身体活动强度(MET)
低强度 (MET<3)	整理床,站立状态	2.0
	洗碗,熨烫衣服	2.3
	收拾餐桌,做饭或准备食物	2.5
	步行,慢速	2.5
	擦窗户	2.8
中等强度 (3≤MET≤6)	下楼梯,步行	3.0
	手洗衣服	3.3
	扫地、扫院子、拖地板、吸尘	3.5
	步行,中速(5千米/小时)	3.5
	步行,快速(5.5~6千米/小时)	4.0
	步行,很快(7千米/小时)	4.5
	上下楼梯,步行	4.5
高强度 (7≤MET≤9)	上楼梯,步行	8.0

注:引自《中国居民膳食指南(2016)》

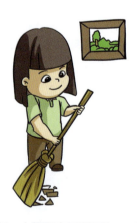

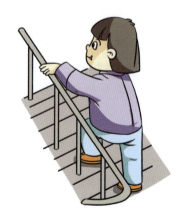

图28 中等强度日常活动——扫地   图29 高强度日常活动——上楼梯

同体育运动一样,以上日常身体活动的强度也是以绝对强度来判断的,不同身体条件的人群在参考上表时,也应结合相对强度。

例如:陈某,女,上班族,平时工作忙碌没有充足闲暇时间进行规律、反复的身体活动。推荐她每天增加整理衣物、扫地、洗碗等家务活动20分钟、上下班改为骑自行车或公交车结合步行或者可以选择陪同孩子一起游戏(例如跳绳、捉人游戏等)30分钟,既填补了时间上的空缺,又增加身体能量消耗,达到充足的身体活动量。

7. 力量型运动强度如何判断

生活中很多人倾向于有氧运动而相对拒绝力量型运动,也有人喜欢力量型运动担心有氧运动会降低肌肉量。这两种情况都是不可取的,有氧运动对于提高心肺功能、消耗脂肪有着重要作用,而力量型运动能提高肌肉力量、强壮骨骼、预防跌倒,两者作用于身体的不同方面,缺一不可,不可以相互替代。那么力量型运动的强度我们该如何判断呢?

在力量型运动中,负荷的重量越大,运动强度就越大。最大重复负荷(repetition maximum,RM)是指机体所能承受的最大负荷,称一次最大重复值。

例如:李四在举重时,最大负荷为50千克,且最多可以举1次,那么50千克则是他举重的一次最大重复负荷(1RM),如果30千克最多可以举起8次,那么30千克就是他举重8次的最大重复负荷(8RM)。在进行非器械型力量运动,如俯卧撑,一次可以完成5个,相当于5RM。

1~10RM(高强度):高强度力量练习主要是提高肌肉的力量及收缩速度,每种负荷重量的重复次数为1~10次,每个身体部位重复2~3组,每组间的间歇时间2~3分钟。

10~20RM(中等强度):对于增加肌肉力量及增加肌肉体积有帮助。每种负荷重量的重复次数为10~20次,每个身体部位重复3组,每组间的间歇时间1~2分钟。

20RM+(低强度):主要用于提高肌肉耐力水平,每种负荷重量的重复次数为20次以上,每个身体部位重复2组,每组间的间歇时间1分钟。

对于体质较弱或刚开始进行力量型运动的人,最好选择比较轻的重量来练习,同时注重采用正确的姿势及动作(图30)。

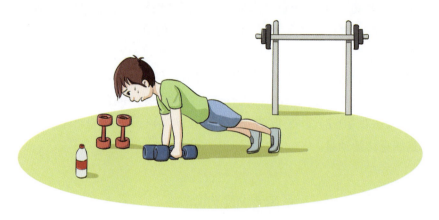

图 30   力量型运动

9. 如何选择适合自己的身体活动强度

对于体质较弱、初期进行运动锻炼的人,推荐低或中等强度身体活动;对于身体状况较好的人推荐中等强度身体活动;对于健康成年人、有运动习惯的青少年推荐高强度身体活动(图 31)。

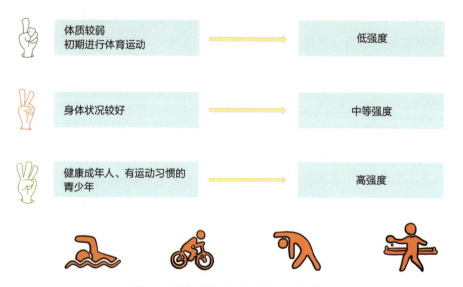

图 31   选择适合自己的身体活动强度

不经常参与身体活动或体质较差的人,可先从减少久坐时间开始,身体活动以低强度为主开始,例如散步,每天增加步行 10 分钟,一周步行 5 天以上,然后再增加到每天步行 20 分钟,每天次数增加,步行的强度可以根据自身状况慢慢增加(图 32)。

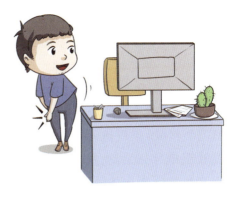

图 32　久坐后起来动一动

　　健康成年人推荐中等强度和高强度的身体活动,能明显提高机体的心肺功能、降低例如心血管疾病、2 型糖尿病等慢性疾病的患病率、减少抑郁、改善睡眠,从而提高生活质量。研究表明,在健康允许的情况下,较高的身体活动强度可以获得更多的益处。

　　老年人可能患有一种或多种慢性疾病,如 2 型糖尿病、心血管疾病、骨关节炎等,这些疾病的类型和严重程度各不相同,在遵医嘱的情况下,积极锻炼对预防和控制慢性病有积极的作用。需要注意的是老年人在相同的身体活动上比年轻人消耗更多的能量,比如走路,由于有氧能力随着年龄的增长而下降,在判断和选择身体活动强度时,相对强度比绝对强度更适合老年人。某些身体活动在年轻人的绝对强度上被认为是低强度的,而在老年人中可能被认为是中等或高强度的(图 33)。

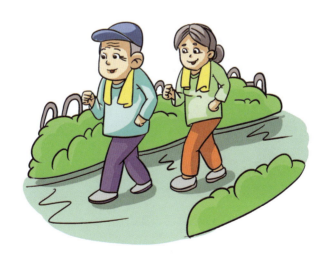

图 33　老年人选择适合强度锻炼

儿童和青少年时期是发育的关键时期。应鼓励学龄前儿童(3~5岁)多活动和积极玩耍,比如骑三轮车,保证每天3小时的各种强度的活动,多选择户外活动,如遇雾霾、高温、寒冷天气可减少户外时间,但不应减少活动量。学龄儿童和青少年(6~17岁)不应只进行中等强度的活动,还需适量的高强度身体活动;每天进行60分钟以上的中等强度和高强度身体活动,可以获得较多的健康益处(图34)。

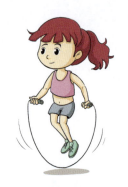

图34　青少年选择中、高强度身体活动

9. 如何判断什么是适宜的身体活动强度

　　不同类型的身体活动强度不同,同时,适宜的身体活动强度也是因人而异。身体活动强度取决于个人的健康程度及以往的锻炼情况。我们如何判断身体活动的强度是否适宜呢?

　　(1)身体活动强度过小:"面不改色,心不跳",身体反应在活动中变化不大,可以轻松接受的强度,需要根据自身状况适量增加运动强度。

　　(2)身体活动强度适中:活动中机体轻度呼吸急促、周身微热,可有微汗或中等程度出汗情况,活动后会让人心情舒畅,第二天体力充沛,渴望再次参与到身体活动中。

　　(3)身体活动强度过大:身体活动过程中明显出现心慌、气短、满头大汗、浑身湿透状况,第二天感觉疲惫,没有精神,需根据自身状况降低身体活动强度。

　　在进行身体活动时,可根据自身情况,科学调整运动强度,以适应个体状况(图35)。

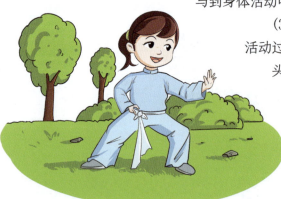

图35　根据自身状况选择适宜的身体活动强度

四、身体活动时间和身体活动量

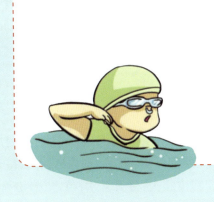
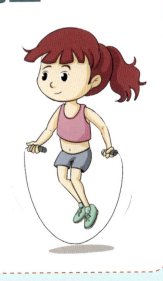

各年龄段人群都应积极参加各种身体活动,保持健康体重,平均每天主动身体活动6 000步。推荐每周至少5天中等强度身体活动,累计150分钟以上。久坐少动是增加全因死亡率的独立危险因素,要减少久坐时间,每小时起来动一动,动则有益。本节主要介绍身体活动的时间、频率、总量以及如何达到身体活动量,并对久坐行为的概念、危害以及如何减少久坐时间作详细说明。

1. 什么是身体活动时间

身体活动时间是指进行一次某种身体活动所"持续"的时间,通常以"分钟"表示。需要注意的是,在活动期间,中途休息的时间不算在内。如老年人早上出去散步遛弯,上午回来,一共120分钟,但是实际有效的散步时间是60分钟,中途坐下休息60分钟不算在活动时间内。再比如,打篮球一下午,但是有效上场运动时间才算,而间歇休息时间不算身体活动时间。

2. 什么是身体活动频率

身体活动频率指一段时间内进行身体活动的次数,一般以"周"为单位。例如每周洗衣服3次,每周跑步2次等。另外,身体活动频率可以按照不同种类活动项目或不同强度活动进行累加,例如,每周打网球2次、打羽毛球3次,相当于每周球类活动频率为5次;再比如,太极拳、健步走均为中等强度身体活动,每周打太极拳2次、健步走5次,则相当于每周中等强度身体活动频率为7次。

3. 什么是身体活动时间的累积

身体活动时间的累积指为达到某种身体活动目标时间,将一定时间内每一次特定的身体活动时间合计。例如每天洗碗3次,每次10分钟,那么每天洗碗的时间累计为30分钟;再比如每周跑步3天,每天2次,每次30分钟,那么每周跑步的时间累计为180分钟。除此之外,还可以按照不同种类活动项目进行合计,比如每周扫地7次,每次15分钟,每周手洗衣服2次,每次60分钟,则每周扫地的时间为105分钟,手洗衣服的时间为120分钟,那么每周家务活动时间累计为 225 分钟。

4. 什么是身体活动量

　　身体活动量是个体身体活动强度、频率、每次活动持续时间以及该活动计划历时长度（通常为 1 天或 1 周）的综合度量，上述四个变量的乘积即为身体活动量。例如，每天散步 2 次，每次 30 分钟，那么每天低强度身体活动量为 60 分钟。另外，相同强度的身体活动量可以累加，比如每周骑自行车 5 次，每次 40 分钟，每周做瑜伽 2 次，每次 60 分钟，则每周骑自行车的身体活动量为 200 分钟，做瑜伽的身体活动量为 120 分钟，那么每周中等强度身体活动量累计为 320 分钟。

　　为了简单方便，也可以通过身体活动的能量消耗进行推算。例如，每天日常家务和职业活动等消耗的能量相当于快步走 2 000 步。

5. 每天多大身体活动量为宜

　　一般情况下，人体能量消耗包括基础代谢（60%~70%）、身体活动消耗（15%~30%）以及食物热效应（5%~10%）。基础代谢能量消耗主要用来维持人的呼吸、心脏跳动、物质代谢等最基本的生命活动。食物热效应是指人体对食物进行一系列消化吸收所消耗的能量。剩余的能量就是我们的身体活动所消耗的了。

　　身体活动强度低的成人平均每天身体活动消耗的能量应在总能量的 15% 以上。除了每天日常家务和职业活动等的能量消耗，每天还需要一定量的主动性身体活动，能量消耗约 300 千卡。

　　身体活动量是决定健康效益的关键，建议健康成人每天的主动身体活动量最好相当于快步走 6 000 步，可以一次完成，也可以分 2~3 次完成。快步走是一种很好的身体活动，有许多健康益处，步速根据个人年龄、身高、骨质情况和

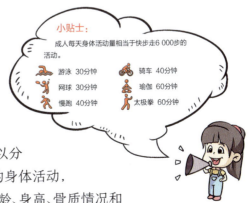

小贴士：

成人每天身体活动量相当于快步走 6 000 步的活动。

游泳 30分钟　　骑车 40分钟
网球 30分钟　　瑜伽 60分钟
慢跑 40分钟　　太极拳 60分钟

心肺功能而异,一般来说,快步走应比日常散步快,以锻炼结束后略感出汗为宜(图36)。

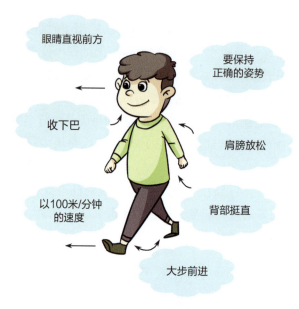

眼睛直视前方

要保持
正确的姿势

收下巴

肩膀放松

以100米/分钟
的速度

背部挺直

大步前进

图36　快步走要保持正确的姿势

此外,对于身体健康的不同年龄段人群,可以遵循世界卫生组织的如下建议:

1岁以下的婴儿,每天应以各种方式进行若干身体活动。

1~2岁的儿童,每天应在分散的时间,进行至少180分钟充满活力的身体活动游戏。

3~4岁的儿童,每天应在分散的时间,进行至少180分钟充满活力的身体活动游戏,其中至少60分钟是更加积极的身体活动游戏。

5~17岁的儿童和青少年,每天至少应进行60分钟中等到高强度身体活动,以有氧运动为主;每周至少应进行3次高强度身体活动,包括强壮肌肉和骨骼的活动等。

18~64岁的成年人,每周至少应进行150~300分钟中等强度有氧身体活动,或75~150分钟高强度有氧身体活动,或中等和高强度两种活动相当量的组合。为了获得额外的健康收益,每周中等强度有氧身体活动应超过300

分钟,或高强度有氧身体活动超过 150 分钟,或中等和高强度两种活动相当量的组合,另外每周至少应有 2 天进行大肌群参与的增强肌肉力量的活动。

65 岁以上的老年人,除包括 18~64 岁成年人的内容外,为了获得额外的健康收益,每周至少应有 3 天进行增强平衡能力和预防跌倒的活动。需要注意的是老年人应在自身能力允许的范围内进行身体活动,并根据健康水平调整身体活动强度。

另外,对于所有年龄段人群:少量身体活动优于不活动,如不能达到建议的活动水平,少量身体活动也有益健康。身体活动应从少量开始,逐渐增加频率、强度和持续时间。

6. 如何设置目标逐步达到身体活动量

主动性运动的方式多种多样,包括有氧运动、力量型运动、柔韧性运动等。我们在开展运动锻炼等身体活动时,可以先进行有氧运动,后进行力量型运动,并重视柔韧性运动,循序渐进,逐步达到身体活动量。

(1) 有氧运动天天做:开始身体活动时,可以设定一个较低水平的目标,给自己足够的时间来适应活动量的变化,再逐渐增加时间和强度。如开始时选择感觉轻松或有点用力的强度,以及方便或习惯的活动,如散步、骑自行车等,每天进行 15~20 分钟(图37)。适应一段时间后,同样的速度,可以走得更远,或者同样的距离,可以走得更快,说明体质在增强,可以适当的增加身体活动量,制定一个更高的目标,选择一个更长的时间和更高的强度。

> **小贴士:**
> 坚持日常身体活动,每天或每周至少进行5天中等强度有氧运动,每次持续时间不少于10分钟,每周累计150分钟以上。成年人可以选择快步走、篮球、羽毛球、跳舞等活动方式,老年人可以选择中速走、游泳、乒乓球、广场舞等。慢性病患者在遵医嘱的情况下,参考相应年龄人群身体活动建议。

(2) 力量型运动隔天做:力量型运动主要针对身体的大肌肉群,包括上肢、下肢、腰腹等核心肌肉群,通常采用抗阻运动形式。我们可以利用肢体和躯干自身的力量作为阻力负荷,比如俯卧撑、引体向上等,也可以采用哑铃、水瓶、弹力带和健身器械等(图38)。坚持每周 2~3 天,每天 8~10 个动作,每个动作做 3 组,每组重复 8~15 次。值得注意的是,力量型运动最好隔天进行练

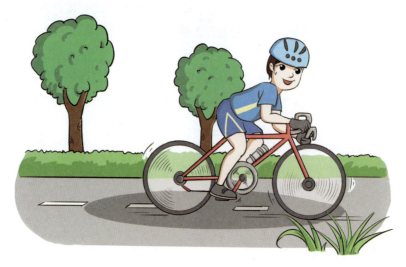

图 37   有氧运动——骑自行车

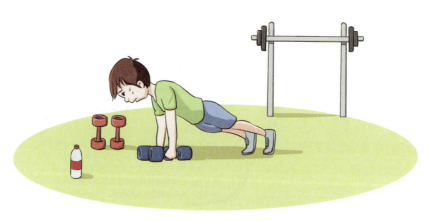

图 38   力量型运动——俯卧撑

习,以免恢复不足导致疲劳和损伤。

（3）柔韧性运动随时做：身体柔软度练习很重要,可以增加关节活动度,放松肌肉,防止肌肉劳损,消除肌肉疲劳,提高运动的效率,所以柔韧性运动或拉伸最好每天进行,特别是在进行高强度有氧运动或力量型运动前后。运动前热身包括颈、肩、腕、髋、膝、踝各关节的屈曲和伸展活动,运动后包括颈、肩、上肢、下肢的肌肉拉伸活动。此外,瑜伽、舞蹈、太极拳等也是不错的柔韧性运动（图 39、图 40）。

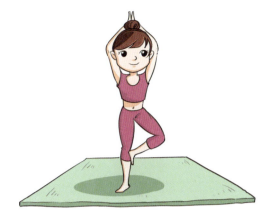

图 39　柔韧性运动——瑜伽

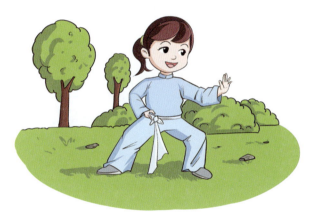

图 40　柔韧性运动——太极拳

7. 如何培养兴趣，把运动变为习惯

　　我们应当认识到身体活动是一个改善健康的机会，运动是每天必需的生活内容之一，能增进健康、愉悦心情。任何使身体动起来，令你的呼吸变快、心跳加速的活动都属于身体活动，做任何身体活动都比不做好得多。寻找和培养自己有兴趣的运动方式，并多样结合，将运动列入每天的时间表，有计划安排运动，循序渐进，逐渐增加运动量，达到每周推荐量，把天天运动变为习惯。比如，在网络上流行记录体重日志，用手机软件坚持运动打卡，晒朋友圈等，看着自己的进步，慢慢就会对运动更有兴趣。

日. 什么是久坐行为

久坐行为指的是清醒状态下坐姿、斜靠或卧姿时任何强度小于等于1.5MET 的行为。常见的久坐行为包括在坐姿、斜靠或卧姿时的"屏幕时间"活动(如看电视、用电脑、玩手机等);学生阅读、画画、做功课时的坐姿;上班族办公时的坐姿(图 41);长时间开车、乘坐交通工具时的坐姿等。《中国居民膳食指南科学研究报告(2014 年)》指出,我国成人缺乏规律自主运动,久坐时间增加,2018 年成人平均每天闲暇屏幕时间为 3 小时左右。在能量摄入不变情况下,身体活动量降低是导致人群超重肥胖率持续增高的主要危险因素。

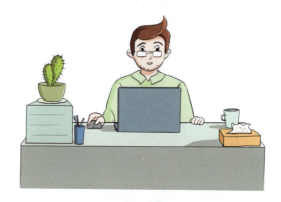

图 41   久坐使用电脑办公

久坐及常见身体活动内容与相应的代谢当量见表 5。

表 5   久坐及常见身体活动内容与相应的代谢当量

身体活动内容	代谢当量 /MET
坐姿时看电视、做功课、使用电脑	1.1~1.8
站立、做饭、洗碗	2.0~2.5
步行(3.0~7.0 千米 / 小时)	2.5~4.5
太极拳、瑜伽、舞蹈	3.0~5.5
骑自行车(12.0~19.0 千米 / 小时)	4.0~6.0
羽毛球、网球	4.5~8.0
跑步(8.0~9.0 千米 / 小时)	8.0~10.0

注:引自《中国居民膳食指南(2016)》《中国儿童青少年身体活动指南(2017)》。

9. 久坐有什么危害

久坐只消耗很少的能量,且身体各个部分得不到充分的活动。《中国居民膳食指南科学研究报告(2021 年)》指出,久坐和看电视时间与全因死亡、心血管疾病、癌症和 2 型糖尿病发病高风险相关,是独立风险因素。久坐时间每天每增加 1 小时,全因死亡风险增加 3%,心血管疾病增加 4%,癌症增加 1%。看电视时间每天每增加 1 小时,全因死亡风险增加 4%,心血管疾病增加 7%。分层分析显示,在大多数静态活动人群中,高 BMI、高血压和糖尿病患者全因死亡风险进一步增加,而较高身体活动水平降低全因死亡风险。

久坐引起疾病风险增加的程度见表 6。

表 6　久坐引起疾病风险增加的程度

疾病死亡率 / 发病率	风险比(95% 置信区间)
全因死亡率	1.24(1.09~1.41)
心血管疾病死亡率	1.18(1.11~1.41)
癌症死亡率	1.17(1.08~1.24)
心血管疾病发病率	1.14(1.00~1.79)
癌症发病率	1.13(1.05~1.21)
2 型糖尿病发病率	1.91(1.64~2.22)

注:风险比表示暴露患者发生疾病的风险是非暴露患者的多少倍,暴露主要指危险因素(如久坐等),95% 置信区间指风险比值有 95% 的把握在此范围内。比如,与久坐时间较短的人群相比,久坐时间较长的人群 2 型糖尿病发病率的风险比为 1.91(95% 置信区间:1.64~2.22),表示久坐时间较长的人群患糖尿病的危险性为久坐时间较短的人群的 1.64~2.22 倍。

世界卫生组织建议,全人群应减少久坐时间。对儿童青少年来说,尤其要减少每天屏幕时间。对成年人来说,用不同强度的身体活动(包括低强度身体活动)来替代久坐时间将会带来健康收益,此外,为了减少持续久坐带来的危害,应进行高于推荐量的中等、高强度的身体活动。

10. 如何在日常生活中减少久坐时间

日常活动是一个人身体活动总量和能量消耗的重要组成部分,我们要充分利用日常家居、工作和交通出行时间,有意地尽量安排步行、上下楼梯和其他消耗能量的身体活动,培养并保持少静多动的生活习惯,提倡:"宁走不站,宁站不坐",把身体活动融入日常生活和工作中,以获得更多的健康效益,保持健康体重。

在家里尽量减少看电视、手机和其他屏幕的时间,多进行散步、遛狗、跳舞、打球、游泳等活动(图42)。在工作时要注意"见缝插针"多活动,如站着打电话、少乘电梯多爬楼梯、能走过去办事不打电话等。尽可能减少出行开车、坐车等;利用上下班时间,增加走路、骑自行车、爬楼梯的机会;坐公交车时,提前一站下车后步行等。比如,从 A 地到 B 地,坐公交车(30 千米 / 小时)需要 10 分钟,骑共享单车(15 千米 / 小时)需要 20 分钟,虽然时间多花了 10 分钟,但是能量多消耗了 70 千卡左右。另外,对于久坐者,可以注意保持正确的坐姿、选购舒适的座椅、桌面科学的摆放等,还可以不时用手拍拍腿或做简单的按摩,每小时起来活动一下,做做伸展运动或健身操,来减轻久坐带来的危害(图43)。

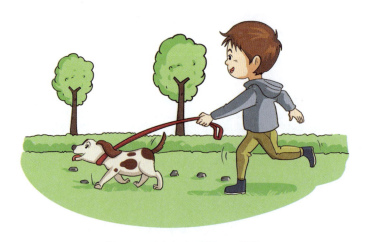

图 42　减少久坐时间——遛狗

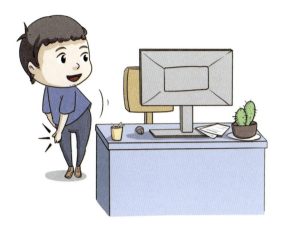

图 43　久坐者通过拍拍腿减轻久坐带来的危害

五、运动锻炼计划的内容与安排

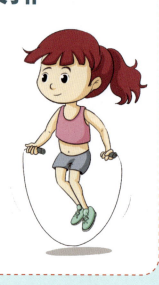

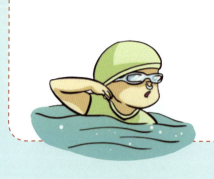

除了我们日常活动如职业、交通往来、家务等活动外，身体活动还包括运动锻炼。运动锻炼是闲暇时间身体活动的一部分，是主动身体活动。如何进行一次完整的运动锻炼？在运动锻炼中如何避免受伤？如何从制订初期的运动锻炼方案入手过渡到中期乃至长期的运动方案？本节将对这些问题进行详细的解答。

1. 什么是运动锻炼

运动锻炼是指为达到一定目标而有计划、有特定活动内容、重复进行的一类身体活动，目的在于增进或维持身体素质的一个或多个方面。运动锻炼可以根据自身情况、活动场地和运动设施等条件进行安排，把生活、工作、娱乐与运动锻炼相结合，久而久之将达到健康效果。而"随时动起来"一般是指利用碎片时间，不受场地和设施等条件限制，随时随地开展身体活动。

运动锻炼和"随时动起来"的区别见表7。

表7　运动锻炼和"随时动起来"的区别

运动锻炼	"随时动起来"
登山	不坐电梯爬楼梯
瑜伽	办公间歇临时拉伸
快步走	刻意加快速度步行
动感单车	骑自行车赶路

2. 如何进行一次完整的运动锻炼

一次完整运动锻炼的内容包括准备阶段、运动阶段和放松阶段三部分（表8）。

表8　一次完整运动锻炼的内容及安排

内容构成	主要内容	运动时间/分钟
准备阶段	慢跑、柔韧性运动	5~10
运动阶段	有氧运动、力量型运动、球类运动	30~60
放松阶段	步行、柔韧性运动	5~10

（1）准备阶段：准备阶段活动指运动锻炼开始前的各种身体活动，时间一般为 5~10 分钟，主要包括两方面内容：一是进行适量的有氧运动，如慢跑、快步走等，使身体各器官系统"预热"，以适应即将开始的各种运动，获得最佳运动效果；二是进行各种柔韧性运动，增加关节活动度，提高肌肉、韧带等软组织弹性，有效地预防急性和慢性运动伤害。

（2）运动阶段：运动阶段活动是运动锻炼的主要部分，内容包括有氧运动、力量型运动、球类运动等，持续时间一般为 30~60 分钟。在运动锻炼中，应根据自身情况选择合适的运动方式、控制适宜的运动强度和时间。在一周或长期的运动计划中，可以选择多种运动方式和强度进行运动锻炼（表 9、图 44、图 45）。

表9　不同运动锻炼方式的强度、时间和频率

运动方式	运动强度	运动时间 / 分钟	运动频率 /(天·周$^{-1}$)
快步走、骑自行车、舞蹈、健身操	中等	≥30	5~7
跑步、跳绳、游泳、轮滑	高	≥20	2~3
力量型运动	中等	≥20	2~3
篮球、足球、乒乓球、网球、排球、羽毛球	中等、高	≥30	2~3
瑜伽、太极拳	中等	≥30	3~7

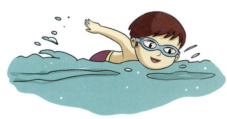

图44　有氧运动——游泳

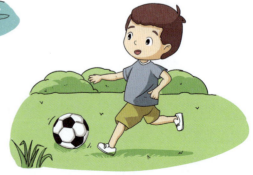

图45　球类运动——踢足球

（3）放松阶段：放松阶段活动是指完成主要运动后进行的各种身体活动，时间一般为 5~10 分钟，主要包括两方面内容：一是进行低强度身体活动，如步行等，使身体各器官系统功能逐渐从运动状态恢复到安静状态；二是进行各种柔韧性运动，能够提高身体柔软度，同时有助于消除疲劳，减轻或避免身体出现一些不舒服症状。

3. 运动锻炼中应注意哪些事项

每个人都应该寻找适合自己的运动，年龄不同，体质不同，适宜的运动也不尽相同，为了避免运动中可能发生的风险（图 46），注意事项如下：

（1）根据当天的天气和身体情况调整运动方式和运动量。

（2）运动前应注意着装，结合运动项目，选择合适的运动装、运动鞋；做好准备活动，运动开始后逐渐增加用力。

（3）运动中应适量饮水且间断休息，运动时间不宜过长；如出现持续加重的不适感觉，应停止运动，及时就医。

（4）运动后不要立即休息，应逐渐放松；不要立即吃食物、大量饮水、马上洗浴。

（5）日照强烈或运动量大出汗多时，应适当补充盐水（图 47）。

（6）跑步、健步走应选择平整的道路，穿合适的鞋袜。

（7）力量型运动避免阻力负荷过重，应隔天进行。

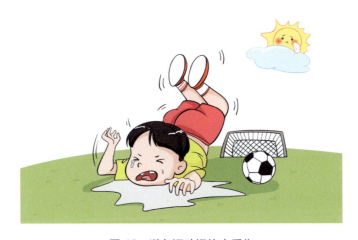

图 46　避免运动锻炼中受伤

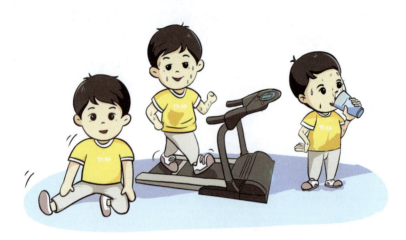

图47　运动锻炼前做好准备活动,运动出汗后适当补充盐水

另外,运动锻炼也要根据目的进行选择:①如果要增强心肺功能,那么应该选择有氧运动,如慢跑、游泳、骑自行车等;②如果要增加肌肉力量,那么应该选择力量型运动,如深蹲、俯卧撑、仰卧起坐等;③如果要保持形体,那么应该选择柔韧性运动,如瑜伽、舞蹈、太极拳等。只有根据目的进行锻炼,才能事半功倍,更好地保持兴趣,持之以恒。

小贴士:

如果您某天感觉到日常习惯的运动有些吃力时,可能是身体的一时不适,也可能预示身体潜在某种疾患,请勿勉强坚持,应减慢速度或停止运动。如果这种不适持续,甚至有加重的趋势,应及时就医。如果有糖尿病、冠心病等慢性病,应咨询医生相关注意事宜。

4. 如何制订初期的运动锻炼方案

刚进行运动锻炼的人,应根据兴趣、目的选择运动方式,运动强度不宜过大,运动时间不宜过长,应使身体逐渐适应运动负荷,运动能力逐步提高。增加运动负荷的原则是先增加每天的运动时间,再增加每周的运动频率(运动天数),最后增加运动强度。运动后应有舒适的疲劳感,疲劳感觉在运动后第二天基本消失。

初期运动锻炼的时间约为8周,具体方案如下(表10):

（1）运动方式：有氧运动、球类运动、柔韧性运动。

（2）运动强度：由低强度逐渐增加到中等强度。

（3）运动时间：由 10~20 分钟逐渐增加到 30~40 分钟。

（4）运动频率：由 3 天／周逐渐增加到 5 天／周。

表 10　初期运动锻炼方案举例

活动内容	周一	周二	周三	周四	周五	周六	周日
有氧运动	休息	骑自行车 3 000 米	休息	快步走 1 000 米	休息	登山 30 分钟	休息
力量型运动		—		—		—	
柔韧性运动		轻度拉伸		轻度拉伸		轻度拉伸	
基本内容	初期运动锻炼持续时间为 8 周左右，每周运动 3 天，每天 10~20 分钟有氧运动，3~5 分钟柔韧性运动。每两周运动时间递增 3~5 分钟，第 8 周时，运动天数增加到 5 天，时间增加到 30~40 分钟。						

注：参考《全民健身指南（2018）》。

5. 如何制订中期的运动锻炼方案

完成 8 周初期运动锻炼后，我们基本适应初期的运动负荷，运动能力有所提高，可以进入中期运动锻炼阶段。在这一阶段，继续增加运动时间和强度，中等强度有氧运动时间逐渐增加到每周 150 分钟或以上，运动习惯基本养成，逐步过渡到长期稳定的运动锻炼方案。

中期运动锻炼的时间约为 8 周，具体方案如下（表 11）：

（1）运动方式：保持初期的运动锻炼方式，适当增加力量型运动。

（2）运动强度：有氧运动由中等强度逐渐增加到高强度；力量型运动采用低强度。

（3）运动时间：每次 30~50 分钟；每周 1~2 次力量型运动，每次 6~8 个部位，各部位重复 1~2 组；每次进行 5~10 分钟柔韧性运动。

（4）运动频率：3~5 天／周。

表 11　中期运动锻炼方案举例

活动内容	周一	周二	周三	周四	周五	周六	周日
有氧运动	休息	快步走3 000 米	—	快步走1 000 米,慢跑2 000 米	休息	登山45 分钟	骑自行车10 000 米
力量型运动		—	力量型运动	—		—	—
柔韧性运动		柔韧性运动	柔韧性运动	柔韧性运动		柔韧性运动	柔韧性运动
基本内容	中期运动锻炼持续时间为 8 周左右,每周运动 3~5 天,每天 30~50 分钟,其中有氧运动 2~4 天,力量型运动 1~2 天,每次运动后进行 5~10 分钟柔韧性运动。						

注:参考《全民健身指南(2018)》。

6. 如何制订长期的运动锻炼方案

当我们养成良好运动习惯后,就可以建立长期稳定、适合自身特点的运动锻炼方案了。长期的运动锻炼应包括每周进行 150~300 分钟的中等强度运动,或 75~150 分钟的高强度运动,每周进行 2~3 次力量型运动,不少于 5 次的柔韧性运动。

长期运动锻炼的具体方案如下(表 12):

(1) 运动方式:保持中期的运动锻炼方式。

(2) 运动强度:有氧运动和力量型运动均采用中等强度及以上。

(3) 运动时间:每次中等强度运动 30~60 分钟,或高强度运动 15~25 分钟,或中等、高强度交替运动;每周 2~3 次力量型运动,每次 8~10 个部位,各部位重复 2~3 组;每次进行 5~10 分钟柔韧性运动。

(4) 运动频率:5~7 天 / 周,高强度运动每周不超过 3 天。

表 12　长期运动锻炼方案举例

活动内容	周一	周二	周三	周四	周五	周六	周日
有氧运动	休息	跑步4 000 米	快步走1 000 米	快步走1 500 米，跑步3 000 米	—	登山60 分钟	骑自行车15 000 米
力量型运动		—	力量型运动	—	力量型运动	—	—
柔韧性运动		柔韧性运动	柔韧性运动	柔韧性运动	柔韧性运动	柔韧性运动	柔韧性运动
基本内容	长期稳定的运动锻炼,每周应运动5~7 天,每天 30~60 分钟,其中 3~4 天中等强度运动,1~2 天高强度运动,1~2 天力量型运动,每次运动后进行 5~10 分钟柔韧性运动。						

注:参考《全民健身指南(2018)》。

六、不同年龄人群身体活动推荐

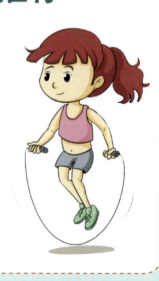
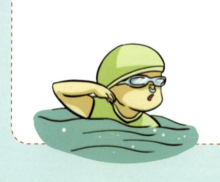

人体处于不同年龄阶段,对运动的耐受力不同,因此,不同年龄人群身体活动的方式、方法也会有所不同。不同年龄人群进行身体活动,应根据个体情况确定适当的运动锻炼目标,选择适宜的运动方式、强度、时间、频率和总量。运动过程中通过加强管理,采取措施来控制运动意外伤害的风险。本节就不同年龄人群进行身体活动时涉及的问题一一作出解答。

1. 5 岁以下儿童身体活动的意义有哪些

　　婴幼儿期是身体和认知能力快速发展的时期。在此期间,儿童的行为习惯可以通过家庭生活方式进行改变和调整。幼年形成的生活方式行为会影响整个生命过程中的身体活动水平和方式。同时,在此期间无论是有组织还是无组织的身体活动都可以促进运动技能的发展以及对周围环境的探索。

　　世界卫生组织指出,对 5 岁以下儿童而言,为了达到每天的身体活动量,需要考虑 24 小时活动的规律,因为一天是由睡眠、静坐以及不同强度的身体活动组成的。改善 5 岁以下儿童的身体活动、静坐行为和睡眠时间将促进他们的身体健康,降低儿童期肥胖以及相关非传染性疾病的风险,并提高心理健康和幸福感。

2. 5 岁以下儿童每天应进行多少身体活动

　　5 岁以下儿童的身体活动与健康指标具有积极的关联,比如控制脂肪增多、增强骨质和骨骼健康、提高认知能力、促进运动技能发展等。

　　(1) 1 岁以下的婴儿

　　每天应以各种方式进行若干身体活动,尤其是通过地板上的互动游戏进行身体活动。对于那些还不能移动的婴儿,应在清醒时在看护人的监护下,在分散的时间保持俯卧姿势,每天至少 30 分钟。

　　(2) 1~2 岁的幼儿

　　每天应在分散的时间,进行至少 180 分钟充满活力的身体活动游戏。

　　(3) 3~4 岁的儿童

　　每天应在分散的时间,进行至少 180 分钟充满活力的身体活动游戏,其中至少 60 分钟是更加积极的身体活动游戏。

3. 5 岁以下儿童每天静坐时间限制的最低要求是什么

目前,越来越多的人认识到久坐会对健康产生不利的影响,在美国、加拿大、新西兰、澳大利亚等国家已经有关于限制儿童视屏时间的建议,以减少幼儿的静坐时间。用中等到高强度的身体活动代替活动受限或在屏幕前静坐的时间,并同时保持充足的睡眠,可以提供更多的健康效益。

(1) 1 岁以下的婴儿

无法自由活动的时间一次不应超过一个小时,例如,使用婴儿车时或将婴儿束缚在家长的背上时。静坐不动时,鼓励与家长一起读书或讲故事等。不建议婴儿有屏幕时间,例如看电视或电子产品等。

(2) 1~2 岁的幼儿

无法自由活动的时间一次不应超过一个小时,也不应久坐。静坐不动时,鼓励与家长一起读书或讲故事等。对于 1 岁的儿童,不建议有屏幕时间,例如看视频、玩电子游戏等。对于 2 岁的儿童,每天屏幕时间不应超过 1 小时,越少越好。

(3) 3~4 岁的儿童

无法自由活动的时间一次不应超过一个小时,也不应久坐。静坐不动时,鼓励与家长一起读书或讲故事等。每天屏幕时间不应超过 1 小时,越少越好。

4. 5 岁以下儿童每天应保证多长时间的睡眠

睡眠对于儿童的身体、认知和心理发展必不可少,那么 5 岁以下儿童每天应保证多长时间的睡眠呢?

(1) 1 岁以下的婴儿

对于 0~3 月龄的婴儿,每天应有 14~17 小时的优质睡眠,包括小睡(白天的睡眠)。对于 4~11 月龄的婴儿,每天应有 12~16 小时的优质睡眠,包括小睡。

(2) 1~2 岁的幼儿

每天应有 11~14 小时的优质睡眠,包括小睡,并养成有规律的睡眠习惯,按时睡,定时起。

（3）3~4 岁的儿童

每天应有 10~13 小时的优质睡眠,包括小睡,并养成有规律的睡眠习惯,按时睡,定时起。

5. 儿童青少年的生理特点以及身体活动的意义有哪些

儿童青少年的生理特点包括以下几点:

（1）中枢神经系统:神经细胞的工作耐力差,容易发生疲劳,但恢复较快;在运动锻炼时协调和平衡能力有待提高。

（2）心血管系统:发育尚未完善,心脏的容积较小,心跳频率较快。

（3）呼吸系统:呼吸中枢的兴奋性较高,呼吸频率较快,胸廓窄小,呼吸肌力量弱,肺容量也较小,摄氧量较成人少,运动负荷不能太大。

（4）运动器官:主要表现为肌肉组织的增长落后于骨骼系统,肌肉和骨骼的发育尚未完成、弹性好、柔韧性较大,但在外界因素影响下,易发生肢体畸形及影响骨的生长。

儿童青少年各器官系统的发育尚未成熟,因此在进行身体活动时,必须充分考虑到这些特点,以通过身体活动达到增强体质的同时避免受伤。

儿童青少年身体活动的意义如下:

（1）提高心脏收缩力量和肺活量,增强心肺适应性及心肺耐力。

（2）降低体脂含量,改善身体成分,预防超重及肥胖的发生。

（3）促进心血管健康和代谢健康。

（4）促进骨骼、肌肉、韧带和关节的健康。

（5）有益于心理健康,增进自信,降低抑郁风险。

（6）有助于认知发展和学业成绩的提高。

（7）提高社交技能,培养团队精神。

6. 儿童青少年适合选择哪些身体活动内容呢

儿童青少年应根据生理特点选择身体活动内容,才能达到促进身体发育、增强体质的目的。在选择身体活动内容时,应注意以下几点:①身体活动项目要注意生动、有趣,尽量避免单调。不宜做过分精密、难度较大的动作,应多做以游戏和模仿性质为主的各种基本技能的活动,如跑、跳、游泳等。②身体活动应以短时间、速度型为主,不宜采用过多的耐力及力量型运动。在运动中要养成动作与呼吸的正确配合,避免过多的屏气。③要注意正确的姿势,避免某一肢体长时间负荷较大的动作。做静止性动作时要多休息,注意变换体位及着力点。④要贯彻全面训练的原则,否则容易使身体处于过度疲劳状态,不仅失去运动兴趣,还有可能对机体造成伤害。

以下就常见运动方式进行举例:

(1)中等强度有氧运动:快步走、慢跑、骑自行车、排球、乒乓球、羽毛球、舞蹈、健身操等(图48)。

(2)高强度有氧运动:快跑、跳绳、游泳、篮球、足球、快节奏健美操等(图49)。

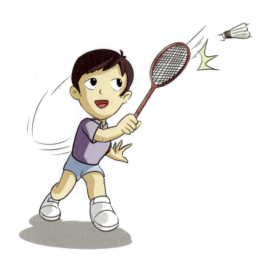

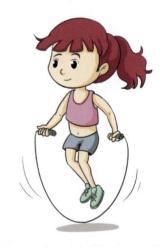

图48　中等强度有氧运动——打羽毛球   图49　高强度有氧运动——跳绳

(3)力量型运动:俯卧撑、引体向上、仰卧卷腹、哑铃操、半蹲、深蹲、臀桥等(图50)。

(4)柔韧性运动:手部牵拉、前臂牵拉、颈部牵拉、肩部牵拉、胸部牵拉、背部牵拉、小腿牵拉、正压腿、侧压腿等(图51)。

常见儿童青少年不同身体活动与相应的代谢当量如表13所示。

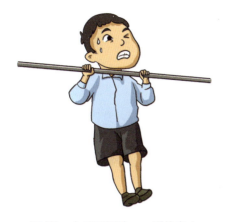

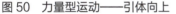
图 50　力量型运动——引体向上

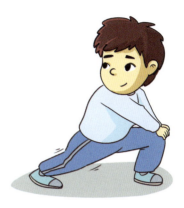
图 51　柔韧性运动——压腿

表 13　常见儿童青少年不同身体活动与相应的代谢当量

身体活动内容	代谢当量 /MET
站立时身体活动	1.6~2.0
家务活动	1.9~4.2
步行(0.8~6.4 千米 / 小时)	2.5~5.3
跳舞、上下楼梯	3.0~5.5
自行车、滑板车	3.6~7.8
乒乓球、足球、篮球	3.4~8.9
跑步(4.8~12.9 千米 / 小时)	4.7~11.6

注:引自《中国儿童青少年身体活动指南(2017)》。

7. 儿童青少年如何选择合适的身体活动强度

我国儿童青少年超重和肥胖问题虽受到广泛关注,但仍呈现逐年增长的趋势,身体活动作为其影响因素之一,发挥着重要的作用。中等强度有氧运动可以增加体内脂肪消耗,减少脂肪含量,控制与降低体重,提高心肺功能,促进心血管健康和代谢健康,增加抗疾病能力;高强度有氧运动能提高心肌收缩力量和心脏功能,进一步改善免疫功能。一般小负荷、多重复次数的力量型运动主要发展肌肉耐力,大负荷、少重复次数的力量型运动主要发展肌肉力量。

中等、高强度身体活动的简要判断方法：

（1）中等强度：有氧运动，心率为 110~150 次 / 分，运动引起出汗，运动时可以短句交谈；力量型运动，相当于最大肌肉力量的 50%~70%，每个部位重复 8~12 次。

（2）高强度：有氧运动，心率为 150 次 / 分以上，运动时无法进行语言交谈；力量型运动，相当于最大肌肉力量的 71%~90%，每个部位重复 4~6 次。

8. 儿童青少年每天应进行多少身体活动

儿童青少年每天至少累计达到 60 分钟的中等、高强度身体活动（大多数应该为有氧运动），包括每周至少 3 天的高强度身体活动和增强肌肉力量、骨骼健康的力量型运动（表 14），在此基础上更多的身体活动会带来更大的健康收益。

表 14   儿童青少年身体活动方案举例

活动内容	周一	周二	周三	周四	周五	周六	周日
有氧运动	打篮球 60 分钟	跳绳 15 分钟 羽毛球 30 分钟	打篮球 60 分钟	跑步 15 分钟 乒乓球 30 分钟	踢足球 60 分钟	游泳 45 分钟	登山 60 分钟
力量型运动	—	力量型运动 15 分钟	—	力量型运动 15 分钟	—	力量型运动 15 分钟	—
柔韧性运动	柔韧性运动	柔韧性运动	柔韧性运动	柔韧性运动	柔韧性运动	柔韧性运动	柔韧性运动
基本内容	每天至少累计达到 60 分钟的身体活动：有氧运动天天做，中等强度、高强度运动都要做，力量型运动隔天做，柔韧性牵拉运动前后做。						

9. 久坐行为对儿童青少年有什么危害

久坐行为与儿童青少年超重、肥胖有很强的关系，而超重、肥胖的增加与儿童期 2 型糖尿病、高血压、心血管疾病等发病率上升有关，尤其是基于"屏幕时间"的久坐行为危害得到更加广泛研究证实。除此之外，久坐行为会导致运动能力下降,减少久坐行为可保持健康的体重,有更好的学业表现,还可提高适应性和学习新技能的能力。

虽然儿童青少年中缺乏类似久坐引起成人疾病风险的研究,但久坐行为对健康的影响是一个不断累积的过程,儿童青少年时期的久坐行为也将影响其成年后的健康状况,因此建议儿童青少年应减少因课业任务持续久坐行为(图52),每小时起来动一动,在课间休息时应进行适当的身体活动。

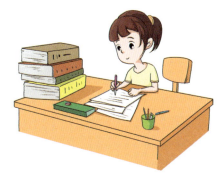

图 52　久坐写作业

10. 儿童青少年每天屏幕时间限制的最低要求是什么

电子屏幕的使用已经成为人们生活中不可缺少的一部分,正在逐渐改变着儿童青少年的学习、交友和生活方式,比如看电视、用电脑玩游戏、用平板电脑上网课、用手机和电子书进行阅读等。然而,较长时间的"屏幕时间"与不健康的体成分、较低的体能、较差的社会适应性、较弱的自尊、反社会行为和较差的学业成绩相关。

随着网络技术的改进和电脑、手机等电子产品的普及,屏幕时间的增长将更加显著。世界卫生组织指出,应减少儿童青少年的久坐时间,尤其要减少每天的屏幕时间。《中国儿童青少年身体活动指南》建议,儿童青少年每天屏幕时间应限制在 2 小时之内(图 53),鼓励儿童青少年更多地动起来。此外,家

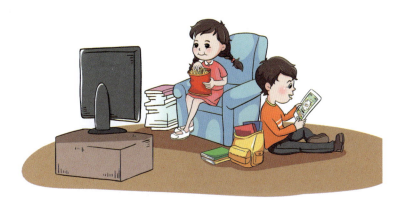

图 53　儿童青少年每天屏幕时间应限制在 2 小时之内

庭环境的影响是不容忽视的,家长应以身作则,减少看电视、用电脑、玩手机的时间,同时应在内容上把关,确保儿童青少年使用手机、电脑时,软件是健康安全的。

11. 久坐行为与身体活动不足的区别

身体活动不足是指身体活动没有达到身体活动指南的推荐量,对于儿童青少年来说,是指每日中等、高强度的身体活动没有达到 60 分钟,与久坐行为是不同的概念。久坐行为对健康的危害是独立于身体活动的,也就是说即使达到了每天推荐的 60 分钟中等、高强度身体活动量,但如果每天仍有较长时间的久坐行为,依然会对健康产生不利影响。比如,某小学生一天的身体活动时间有 90 分钟,达到了每日推荐身体活动量,但是上课、做作业、看电视等的久坐时间长,就要注意,在增加身体活动的同时还要强调减少持续的久坐行为。

12. 儿童青少年进行身体活动时如何避免受伤

儿童青少年进行身体活动时可能会发生伤害,但身体活动不足也是肌肉骨骼损伤和突发性不良心脏事件最重要的危险因素之一,综合权衡儿童青少年身体活动的健康益处和受伤风险,还是利大于弊。

我们可以采取适当防护措施,在一定程度上预防或降低伤害的发生风险,包括以下几点:

(1)身体活动前进行拉伸和热身运动,增加关节活动度,提高肌肉、韧带等软组织弹性,使身体各器官系统"预热",以适应即将开始的各种运动,如进行 5~10 分钟慢跑、柔韧性运动等。

(2)身体活动后进行拉伸和恢复运动,使身体各器官系统,逐渐从运动状态恢复到安静状态,有助于消除疲劳,减轻或避免身体出现一些不舒服症状,如进行 5~10 分钟步行、柔韧性运动等。

(3)开展身体活动的场所应确保安全,并根据不同运动项目穿戴防护用具,保护容易受伤的身体部位,降低在运动中因磕碰、摔倒造成的伤害。如轮滑时佩戴头盔和护肘,练习单杠时戴手套,打网球时穿护腰带,踢足球时在脚踝处佩戴绷带等。

（4）对于缺乏身体活动的儿童青少年,即使开始阶段身体活动尚未达到推荐量,也会对身体健康带来益处。建议采取渐进式方法逐步增加儿童青少年身体活动量,即从较短的活动时间和较低的活动强度开始,然后逐渐增加持续时间、频率和强度,最终达到推荐的身体活动量。

13. 不同气候环境条件下,儿童青少年如何开展身体活动

空气污染是威胁人类健康的主要环境因素。空气污染会对呼吸器官造成损害,引起咳嗽、呼吸困难,甚至导致支气管炎、肺癌等严重疾患,影响呼吸功能,并累及循环系统。

我们可以根据空气质量指数,判断是否进行户外身体活动(表 15):当空气质量指数类别为优或良(空气质量指数≤100)时,推荐儿童青少年进行户外身体活动;当空气质量指数类别为轻度或中度污染(100< 空气质量指数≤200)时,建议儿童青少年减少户外身体活动;当空气质量指数类别为重度或严重污染(空气质量指数 >200)时,建议儿童青少年避免户外身体活动。

表 15　空气质量指数及身体活动建议

空气质量指数	空气质量指数类别	健康效应	身体活动建议
0~50	优	空气质量令人满意,基本无空气污染	推荐进行户外身体活动
51~100	良	空气质量可接受,但某些污染物可能对极少数异常敏感儿童青少年健康有较弱影响	推荐进行户外身体活动
101~150	轻度污染	儿童青少年出现刺激症状,呼吸道症状轻度加剧	减少户外身体活动
151~200	中度污染	儿童青少年症状加剧,对心脏及呼吸系统可能产生影响	减少户外身体活动
201~300	重度污染	儿童青少年普遍出现呼吸系统症状,心血管疾病或呼吸系统疾病患儿症状显著加剧	避免户外身体活动
>300	严重污染	儿童青少年出现明显强烈的呼吸道症状,心血管疾病或呼吸系统疾病患儿死亡风险增加	避免户外身体活动

注:引自《中国儿童青少年身体活动指南(2017)》。

14. 哮喘儿童青少年如何进行身体活动

适度的身体活动对身体健康有很大的益处,但对于哮喘儿童青少年来说,运动不当很有可能会诱发或加重哮喘发作,那么哮喘儿童青少年究竟应如何进行身体活动呢?

(1)哮喘的发生与运动的种类、强度有一定关系。哮喘儿童青少年比较适宜的运动有散步、慢跑、骑车、游泳等有氧运动。需要注意的是,游泳池中氯气含量过高易引起哮喘发作。因此,游泳前最好先了解泳池中氯气的含量,并尽量选择一些室外通风较好的泳池。

(2)就季节来说,潮湿的夏季更适合哮喘儿童青少年进行运动,而在寒冷的冬季,空气干燥,含氧量比较低,同时哮喘儿童青少年往往受到寒冷空气的刺激会诱发哮喘发作。因此哮喘儿童青少年应尽量避免在寒冷而干燥的季节运动,如要运动,尽量在室内进行,室外运动时要注意头面部的保暖。

(3)为了避免运动诱发哮喘的发作,哮喘儿童青少年在运动时可以做一些预防性措施以预防哮喘发作,运动前最好要有10分钟的热身运动,例如步行或伸展运动等。如果得到医护人员的建议,可在运动前15分钟吸入支气管舒张剂,以预防运动诱发的支气管收缩。要注意循序渐进,并时刻关注呼吸的频率和节奏,如果有出现咳嗽或气短症状应马上停止运动。

(4)对花粉过敏的哮喘儿童青少年,在花粉季节要尽量避免室外运动。在空气质量比较差的地方,要避免室外运动。外出运动时,一定要随身携带缓解药物,如吸入型速效支气管舒张剂。

总之,哮喘并不可怕,哮喘儿童青少年在医生指导使用药物控制好症状前提下,还是应定期进行身体活动以获得全面的健康益处。

15. 成年人进行身体活动应遵循哪些原则

身体活动不足作为慢性病相关危险因素,对慢性病的发生发展起着一定的作用,我们应认识到身体活动的重要性,《中国成人身体活动指南》指出,成年人在进行身体活动时应遵循以下原则:

(1)动则有益:对于平常缺乏身体活动的人,只要改变静态生活方式,增加身体活动水平,便可使身体健康状况和生活质量得到改善。

(2)贵在坚持:机体的各种功能用则进,废则退,只有经常锻炼,才能获得持久的健康效益。

（3）多动更好：低强度、短时间的身体活动对促进健康的作用相对有限，逐渐增加身体活动时间、强度、频率和总量，可以获得更大的健康效益。

（4）适度量力：多动更好应以个人体质为度，且要量力而行。体质差的人应从低强度开始锻炼，逐步增量，体质好的人则可以进行强度较高、活动量较大的身体活动。

16. 成年人适合选择哪些身体活动内容呢

成年人要根据目的选择身体活动内容：①如果要增强体质、控制体重、防控疾病，那么应选择有氧运动；②如果要增加肌肉力量、防控骨质疏松、减少跌倒风险，那么应选择力量型运动；③如果要健美体姿、放松肌肉、预防损伤，那么应选择柔韧性运动。

只有根据目的进行身体活动，才能达到预期效果，以下就三种运动方式分别举例：

（1）有氧运动：主要有快步走、骑自行车、跑步、游泳、登山、打网球、羽毛球、乒乓球、健身操等（图54）。

（2）力量型运动：俯卧撑、仰卧卷腹、深蹲、臀桥、负重上举、负重侧平举、负重提踵等（图55）。

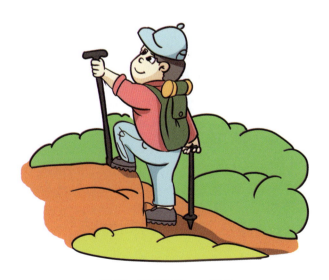

图54　有氧运动——登山

（3）柔韧性运动：颈部牵拉、肩部牵拉、胸部牵拉、腹部牵拉、背部牵拉、小腿牵拉、正压腿、侧压腿等（图56）。

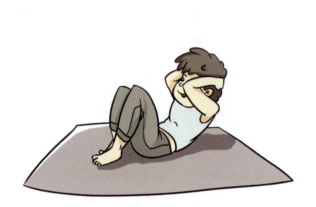
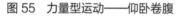
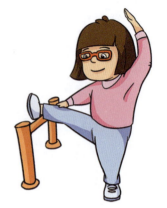

图55　力量型运动——仰卧卷腹　　　图56　柔韧性运动——压腿

17. 成年人如何选择合适的身体活动强度

成年人可以根据自身体质的不同选择合适的身体活动强度，防控慢性病的发生发展。中等强度身体活动可以改善心血管功能，控制与降低体重，增加抗疾病能力，降低血压，调节血脂及糖代谢，降低肺癌、结肠癌等多种癌症的发病风险，适合有一定运动习惯、体质较好的人；高强度身体活动能增强心脏功能，进一步改善机体代谢、免疫功能等，适合有良好运动习惯、体质好的人。

中等、高强度身体活动的简单判断方法如下：

（1）中等强度：有氧运动，心率为100~140次/分，运动时可以短暂交谈；力量型运动，相当于最大肌肉力量的50%~70%，每个部位重复8~12次。

（2）高强度：有氧运动，心率为140次/分以上，运动时无法进行语言交谈；力量型运动，相当于最大肌肉力量的70%以上，每个部位重复6~8次。

18. 成年人身体活动多长时间为宜

成年人每周至少进行5天中等强度身体活动，累计150~300分钟，或每周75~150分钟高强度身体活动，或中等强度、高强度身体活动交替进行

（表 16）。每天运动,效果更好,在推荐量基础之上更多的身体活动会带来更大的健康收益。

表 16　成年人身体活动方案举例

活动内容	周一	周二	周三	周四	周五	周六	周日
有氧运动	骑自行车30 分钟	快步走30 分钟	健身操30 分钟	跑步30 分钟	游泳45 分钟	瑜伽45 分钟	打网球90 分钟
力量型运动	—	力量型运动	—	力量型运动	—	力量型运动	—
柔韧性运动	柔韧性运动	柔韧性运动	柔韧性运动	柔韧性运动	柔韧性运动	柔韧性运动	柔韧性运动
基本内容	每周至少累计达到 150 分钟的身体活动:有氧运动天天做,中等强度、高强度运动都要做,力量型运动隔天做,柔韧性牵拉运动前后做。						

19. 老年人的生理特点以及身体活动的意义有哪些

老年人体内各系统和器官发生了一系列老年性改变,因此在进行身体活动时,必须充分估计到这些特点,以便通过身体活动,达到增进健康,延年益寿的目的。

老年人的生理特点包括以下几点:

（1）中枢神经系统:灵活性降低,形成新的条件反射较困难,记忆力减退。

（2）心血管系统:主要变化为心肌萎缩、收缩力量减弱,血管壁的弹性减弱、发生硬化,管腔变窄,血流阻力加大,动脉血压上升,增加心脏的负担。

（3）呼吸系统:呼吸肌力量减弱,肺通气和换气功能降低,肺活量下降,易造成肺气肿和呼吸困难。

（4）运动器官:主要表现为肌肉萎缩,力量减少,韧带弹性减弱,造成老年性骨关节的退行性变化或出现畸形。

这些变化不是每个老年人都会发生,发生的早晚和程度也各不相同,身体活动的最大益处是可以延缓这些过程,同时,身体活动是辅助治疗和保持健康的重要手段。

老年人身体活动的意义如下：

（1）改善心肺和血管功能。

（2）保持肌肉力量，延缓肌肉量和骨量丢失。

（3）减少身体脂肪的蓄积，控制体重增加，改善体成分。

（4）强身健体，降低跌倒及相关伤害的风险。

（5）调节心理，减少焦虑，降低抑郁风险。

（6）减慢认知能力的退化，降低患痴呆症的风险。

（7）防治慢性病，降低癌症风险，延缓衰老，提高健康寿命。

（8）改善睡眠，提高生活自理能力和生活质量，提高幸福指数。

20. 老年人适合选择哪些身体活动内容呢

老年人应根据锻炼目的及自身体质选择合适的身体活动内容。有氧运动可以增强身体素质、提高心肺功能、改善身体成分；力量型运动可以保持肌肉力量、防控骨质疏松、减少跌倒风险；柔韧性运动可以提高韧带弹性、减少肌肉损伤、预防关节性疾病；平衡运动可以提高平衡能力、防止老年人摔倒。

以下就四种运动方式分别举例（图57）：

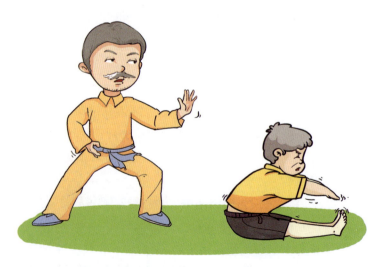

图57　老年人身体活动内容 - 太极拳和坐位体前屈

（1）有氧运动：主要包括快步走、太极拳、游泳、乒乓球、健身舞、健身操等。

（2）力量型运动：墙壁俯卧撑、仰卧卷腹、站立扶椅背高抬腿、站姿提踵、半蹲等。

（3）柔韧性运动：手部牵拉、前臂牵拉、颈部牵拉、肩部牵拉、胸部牵拉、背部牵拉、小腿牵拉、坐位体前屈等。

（4）平衡运动：坐位身体前后／左右移动、平衡移动、一字站立平衡、屈膝单腿站立、直膝单腿站立等。

由于老年人慢性病患病率较高，因此，在选择身体活动内容时应在遵医嘱的前提下进行。

21. 老年人如何选择合适的身体活动强度

老年人可以通过进行身体活动来减缓慢性病（如高血压、糖尿病等）的进展，还可以增强心肺功能，增加肌肉力量，降低跌倒发生的风险，控制体重、减少脂肪的蓄积，调节心理、减少焦虑感，改善睡眠质量，减慢认知能力的退化，提高幸福指数。

同时，老年人因个体差异较大，进行身体活动时应量力而行，选择适合自己的身体活动强度。有氧运动以中等强度为主，运动时心率较安静时增加 10%~20%，或为 100~120 次／分；体质好且有运动习惯的老年人，可选择进行高强度有氧运动。力量型运动以小强度为主，最大肌肉力量 50% 以下，每个部位重复 8~12 次。患病老年人在选择身体活动强度时需遵医嘱。

22. 老年人身体活动多长时间为宜

老年人每周应进行 3 天以上的身体活动，每天 30~60 分钟，可以分阶段进行，每次≥10 分钟，每周累计 150 分钟以上。老年人应保持良好运动习惯，运动强度量力而行，以有氧运动为主，力量型运动要保持，平衡运动不可少（表 17）。此外，老年人应定期检查身体状况，做到安全运动，科学运动。

表 17　老年人身体活动方案举例

活动内容	周一	周二	周三	周四	周五	周六	周日
有氧运动	快步走30分钟	太极拳30分钟	休息	乒乓球30分钟	快步走30分钟	游泳30分钟	休息
力量型运动	—	力量型运动		—	力量型运动	—	
平衡运动	平衡运动	—		平衡运动	—	平衡运动	
柔韧性运动	柔韧性运动	柔韧性运动		柔韧性运动	柔韧性运动	柔韧性运动	
基本内容	每周累计150分钟以上的身体活动:有氧运动经常做,力量型运动保持做,平衡运动坚持做,柔韧性牵拉运动前后做。						

注:患病老年人在选择身体活动时需遵医嘱。

23. 老年人在做身体活动时有哪些注意事项

根据老年人骨骼肌萎缩、关节不灵活、脏器功能减退、机体调节功能降低等生理特点,结合有针对性的身体活动,既可以注意安全,又可以强身健体,有效地延缓衰老,提高健康寿命。

老年人进行身体活动时应注意下列几点:

(1)老年人应选择全身性的身体活动,包括各个关节和肌群,避免使某一肢体或器官负荷过重。动作要有节奏,速度宜稍缓慢。

(2)活动量要从小到大逐渐增加,增加的速度不宜太快,而且活动后要有充分的休息。同时,警惕过量运动,运动中体位不宜变换太快。对于体质虚弱的老年人,适当延长准备活动时间。

(3)活动时呼吸要自然,注意发展腹式呼吸,尽量避免屏息或过分用力。不宜做快速和重体力的活动,如举重、快跑等运动,避免做使身体骤然前倾、后仰、低头、弯腰动作,动作过猛会影响脑部血循环,造成不良反应。

(4)平时注意保持正确姿势的体位也非常重要。在坐、立或卧位时,若不能有意识地保持正确的姿势就会使脊柱变形,甚至导致骨折。

(5)有动脉硬化的老年人,应避免造成血压骤然升高的动作,如头朝下的倒立等。另外,有骨质疏松的老年人,不宜进行跳绳、跳高等冲击性运动。

（6）定期测量血压和血糖，进行医学检查尽早发现心脑血管的并发症，并及时调整活动量。在服用某些药物时，注意药物对运动反应的影响，降压药会增加老年人体位性低血压的发生风险，服用降糖药时注意活动时可能发生低血糖。

七、慢性病患者身体活动推荐

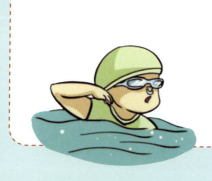

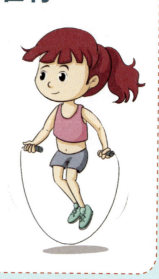

回顾过去的几十年,经济快速发展,我们惊异于科学技术与生产消费的变化,也在不知不觉中感受到我们行为习惯发生了改变,部分人群不合理的膳食结构及身体活动的不足,引起肥胖、糖尿病、高血压等慢性疾病发病率的日益增加。日常规律的运动不仅有助于保持健康体重,还能够降低高血压、2 型糖尿病、骨质疏松等慢性病的发病风险。本节主要介绍了常见慢性病患者进行身体活动的意义、关键推荐、推荐的运动方式、强度、时间及运动时的注意事项。

1. 身体活动对超重、肥胖患者的意义

　　超重和肥胖的特征为体重增加,是多种慢性病发生重要的危险因素,例如冠心病、高血压、糖尿病、某些癌症等。

　　用积极的身体活动来减重和膳食平衡是预防和降低身体肥胖最有效的手段。控制饮食、减少能量摄入会在短时间内减轻体重,但会造成肌肉和水分的丢失,单纯的饮食减重难以持久,且容易反弹;单纯的增加身体活动见效较慢,很难达到效果,只有两者相结合才是减轻体重的最佳选择。积极有规律的身体活动可以帮助肥胖者控制体重、防止减重后体重反弹、改善生理功能,从身体活动中获得降低发生与肥胖有关慢性病及其并发症风险的益处(图 58)。

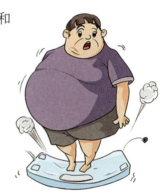

图 58　肥胖者称体重

　　我们经常使用体质指数(body mass index,BMI)来判断肥胖程度。计算方法为体重(千克)除以身高(米)的平方。BMI= 体重(千克)/ [身高(m)×身高(m)]。我国健康成年人(18~64 岁)的 BMI 在 18.5~23.9 之间(表 18),对于大多数人而言,BMI 增加可反应出体内脂肪重量的增加,但对于特殊群体应用有一定的局限性,BMI 增加对于肌肉发达的运动员,健康体重的 BMI 不一定适用。65 岁以上的老年人从降低死亡率考虑,不要求身材体重如年轻人一样,老年人的体重和 BMI 可略高。

表18   成人体质指数分类

分类	体质指数
体重过低	<18.5
体重正常	18.5≤BMI<24.0
超重	24.0≤BMI<28.0
肥胖	≥28

2. 超重、肥胖人群身体活动的关键推荐有哪些

（1）确保足够的身体活动时间，充分利用家务劳动、交通往来、工作间隙增加日常活动量。如80千克体重男子在工作时间增加上楼梯的机会，每天增加10分钟，可多消耗106.7千卡，在家看电视时可以骑自行车或者椭圆机等，每天增加10分钟，可多消耗53.3千卡（图59）。

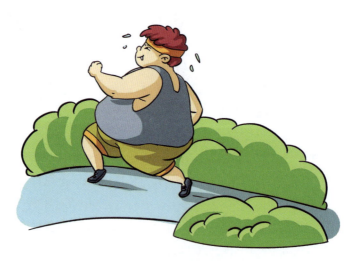

图59   超重、肥胖人群应确保足够的身体活动时间

（2）提倡各种形式和强度的身体活动，尽量多地增加能量的消耗。发现兴趣并能长期坚持下去。身体活动多种多样，不仅有我们常见的长跑、骑自行车、跳绳、游泳等，也包括洗碗、扫地等，为了能够长期坚持，在活动的过程中不仅

要丰富活动的样式,也要贴近生活且感兴趣,例如80千克体重男子打扫房间,每打扫30分钟,就可以消耗140千卡,不仅增加了身体活动的量,同时也美化居住环境从中增加获得感;与同事朋友在闲暇时间打羽毛球,80千克体重男子打羽毛球30分钟可消耗180千卡,既起到了锻炼的作用又增加生活的乐趣。

(3)长时间的有氧运动可加快脂肪代谢,为控制和减轻体重,有氧运动量至少应达到10 000步。有氧运动过程中体内积存的糖分会被氧化,糖分可以被有效地消耗掉,体内的脂肪也会加快被分解代谢。

(4)体质较好者可进行力量型运动,增加肌肉力量,强壮骨骼和关节。

3. 适合超重、肥胖人群的运动方式

(1)有氧运动:四肢、躯干等大肌肉群参与为主的长时间的有氧运动,是减少脂肪堆积的重要方式。例如:游泳、慢跑、骑自行车等。

(2)力量型运动:避免减重造成的肌肉和骨骼等非脂肪部分的丢失同时,力量型运动还可增加机体的基础代谢率,增加静息状态时能量的消耗。每组力量型运动应包括6~10个身体部位。

(3)柔韧性运动:放松肌肉,防止运动时损伤(表19)。

表19　运动方式周计划

周一	游泳,身体拉伸(压腿、压肩、踢腿、甩腰)
周二	伏地挺身,走跑结合
周三	瑜伽
周四	休息
周五	慢跑,身体拉伸(压腿、压肩、踢腿、甩腰)
周六	哑铃、羽毛球,身体拉伸(压腿、压肩、踢腿、甩腰)
周日	太极拳

4. 适合超重、肥胖人群的运动强度

（1）有氧运动：推荐中等强度，身体条件允许，可进行高强度运动。例如：骑自行车，MET 为 4~6（图 60）；游泳（慢速爬泳、自由泳、仰泳），MET 为 8.0；走跑结合，MET 为 6.0。

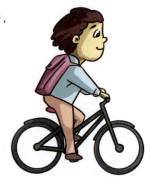

（2）力量型运动：中等强度，使用最大肌肉力量的 50%~70%，每个需要锻炼的身体部位重复 6~10 次；低强度，可使用最大肌肉力量的 50%，每个需要锻炼的身体部位重复 13~20 次。

图 60　超重、肥胖人群的运动
方式——骑自行车

5. 适合超重、肥胖人群的运动时间

肥胖人群在控制和减轻体重关键在于达到足够的运动时间。

（1）有氧运动：

1）超重人群：每周运动 5 天以上，每天运动时间为 45~60 分钟，每周累积 225~300 分钟。

2）肥胖人群：每周运动 5 天以上，每天运动时间为 60~90 分钟，每周累积 300~450 分钟。

（2）力量型运动：建议隔日进行，每天 2~3 组。

（3）柔韧性运动：推荐每天都进行。

如果将减重计划设为每月减重 2 千克，每周需减重 0.5 千克。一般情况下 32 231 千焦（7 700 千卡）能消耗 1 千克脂肪。即每周就要比正常情况少摄入或者多消耗的能量 =7 700（千卡 /（千克·天））×0.5（千克）/7（天）=550 千卡。则每周可以减少食物中摄入的能量 400 千卡，通过身体活动增加消耗能量 150 千卡。相当于每周增加中等强度身体活动 1 小时，每天的增加中等强度身体活动 10 分钟或低强度身体活动 20 分钟。

6. 超重和肥胖人群进行身体活动时的注意事项有哪些

（1）应根据自身身体状况咨询医生，并遵医嘱开展。当出现持续加重的不适感觉，应立即停止锻炼并及时就医。

（2）对于原来没有运动习惯的超重肥胖人群，活动强度不必过大，应循序渐进，可先从低强度的散步开始，减少久坐时间。

（3）体重过重，在进行身体活动时需避免下肢关节损伤，可选择下肢承重小的运动，如游泳。

（4）大量出汗时，应合理补充水分及电解质。

（5）根据体重变化及时调整饮食和身体活动锻炼的计划，且减重的速度不宜过快，每周 0.5~1 千克比较合适。

（6）把身体活动和日常生活相融合，尽量选择能在身体活动后有愉悦心情的运动方式，确保运动锻炼计划能完成。

7. 身体活动对糖尿病患者的意义

糖尿病是常见的代谢性疾病，主要包括 1 型糖尿病、2 型糖尿病、妊娠糖尿病和特殊类型糖尿病，以 2 型糖尿病最为常见。有规律的身体活动可以调节糖代谢、提高胰岛素敏感性、降低血糖，有效地防治和延缓 2 型糖尿病及其并发症的发生、发展。同时，肥胖与 2 型糖尿病密切相关，规律积极的身体活动能够控制体重，对防控 2 型糖尿病有积极意义，每周进行 150 分钟以上中等强度的身体活动对于提高身体体质，提高糖尿病患者生活质量，减低糖尿病并发症风险具有重要意义。

8. 糖尿病患者身体活动的关键推荐有哪些

（1）可选择大肌肉参与的有氧运动，有氧运动操作简单贴近生活，被人们所喜爱，如快走、骑自行车等。

（2）在遵循医嘱的前提下，提倡每天快步走 6 000~10 000 步，或其他类型中等强度身体活动 30 分钟，每周累积 150 分钟以上，在身体状况允许条件下每周不出现连续两天不活动情况。同时密切关注体重及血糖变化。

（3）进行力量型运动可增加肌肉力量,建议针对不同的肌群,一周两次或两次间隔 48 小时。

（4）有糖尿病并发症的患者应根据身体具体状况参照医嘱选择适合自己的身体活动。

9. 适合糖尿病患者的运动方式

（1）有氧运动:四肢、躯干等大肌肉群参与为主的有氧运动。例如:步行、慢跑、骑自行车等。如身体状况较好可选择高强度的有氧运动。

（2）力量型运动:无禁忌证患者可参与力量型运动增加肌肉力量和质量,强壮骨骼和关节,每组力量型运动应包括 6~10 个身体部位。

（3）柔韧性运动:放松肌肉,防止运动时损伤。

糖尿病多年患者可能出现足部微循环和感觉障碍,除了做好足部检查及选择适合的鞋袜,也可选择减少足部负担的运动如骑自行车、游泳等。

10. 适合糖尿病患者的运动强度

（1）有氧运动:糖尿病患者中大多数为 2 型糖尿病,积极的身体活动多以维持及减轻体重为目标,推荐中等强度,身体条件允许,可进行高强度运动。

快速走,MET 为 4.0;慢跑,一般 MET 为 7.0;乒乓,MET 为 4.0;健身操,MET 为 5.0;舞蹈(中速)MET:4.5。

（2）力量型运动:推荐中等强度,使用最大肌肉力量的 50%~70%,每个需要锻炼的身体部位重复 8~12 次。

11. 适合糖尿病患者的运动时间

（1）有氧运动:每周运动 3~7 天,每天运动时间为 20~60 分钟,可一次完成也可分多次进行,每次不少于 10 分钟。

（2）力量型运动:建议隔日进行,每天 2~3 组。

（3）柔韧性运动:推荐每天都进行。

例如:张某,2 型糖尿病患者,患病 2 年,男 52 岁,身高 175 厘米,体重 85 千克。

BMI= 体重(千克)/[身高(米)×身高(米)]=80/(1.75×1.75)=27.7kg/m²,属于超重,建议膳食营养与运动干预,调整饮食注重碳水化合物、脂肪、蛋白质的供给比例及三餐摄入量;建议每天中等强度身体活动不少于 30 分钟,每周不少于 150 分钟。

具体计划见表 20:

表 20　具体运动计划

周一	休息
周二	伏地挺身 2 组,走跑结合 30 分钟(中午 10 分钟,晚上 20 分钟)
周三	游泳(中等用力)30 分钟,身体拉伸(压腿、压肩、踢腿、甩腰)
周四	瑜伽 40 分钟,哑铃
周五	休息
周六	其他器械练习 2 组(6 个部位,每个部位重复 8 次)、步行 30 分钟(早上 15 分钟,晚上 15 分钟)
周日	乒乓球 30 分钟,身体拉伸(压腿、压肩、踢腿、甩腰)

12. 糖尿病患者进行身体活动时的注意事项有哪些

(1) 应根据自身身体状况咨询医生,并遵医嘱开展(图 61)。密切关注及检测血糖的变化。当出现持续加重的不适感觉,应立即停止身体活动并及时就医。

(2) 注意运动的时间,不要在进餐后立即进行强度较大的身体活动,应在餐后 1~2 小时再进行;也不建议在胰岛素活动峰值时运动。

(3) 在进行运动锻炼的身体活动时,不宜空腹进行,如运动时间过长,可在中途适当进食。

(4) 要坚持长期积极规律的身体活动,以保证对控制血糖的长期效应。一般可以选择中等强度有氧运动,对

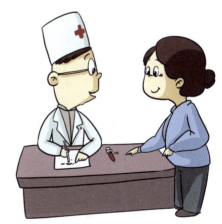

图 61　糖尿病患者监测血糖并与医生沟通

于身体状况较好的,可选择高强度的有氧运动。

(5) 根据监测血糖变化,结合饮食及身体活动量,避免低血糖的发生,在锻炼初期可以在家人或朋友的陪同下进行,随身携带糖果。在晚上进行运动锻炼的身体活动时,可适量增加晚餐的主食摄入。

(6) 要注意糖尿病患者的运动禁忌证(表21、图62)和足部的保护。

表21　糖尿病患者的运动禁忌证

病情	禁忌
严重或增殖性视网膜病变	高强度有氧运动,中高强度力量型运动
血糖 >16.7 毫摩尔 / 升	高强度有氧运动
足部破溃、感染	下肢运动
血糖控制不稳	各种运动
血糖 >16.7 毫摩尔 / 升,合并酮症	各种运动
高血压未被控制	各种运动
不稳定心绞痛	各种运动
合并视网膜出血或感染	各种运动
合并其他急性病症	各种运动

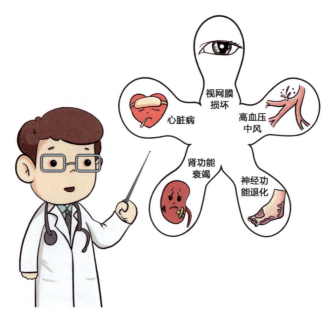

图62　糖尿病慢性并发症示意图

每次参加锻炼前、后要检查足部的状况,行走、跑步选择安全平整的道路,选择适合的鞋子、袜子。

13. 身体活动对高血压患者的意义

高血压是一种以动脉压升高为特征的常见慢性病之一,是多种心脑血管疾病的重要病因及危险因素。

身体活动时交感神经变得兴奋,心脏收缩能力相对增强,肌肉中血流增加,机体收缩压增高,身体活动结束后,心跳次数减少,收缩压下降,但末梢血管仍保持扩张状态,收缩压会比安静时低。

规律的身体活动可以防控高血压,对于原发性高血压患者可提高机体的心肺功能及代谢系统稳定性,使安静时血压降低 5~10 毫米汞柱;同时可有效控制体重,超重和肥胖是高血压的危险因素,通过减重,可使安静时血压降低 10~20 毫米汞柱;积极规律的身体活动还可以降低高血压患者死于心血管疾病的风险。

有氧运动和力量型运动对高血压患者都有好处。每周进行大约 90 分钟的中等强度的活动或等量的高强度活动有助于大大降低患心血管疾病风险。

但要注意高血压患者应及时与医生沟通,注意血压变化,因为增加了身体活动,可能需要调整药物治疗。

14. 高血压患者身体活动的关键推荐有哪些

(1) 推荐以大肌肉群参与的有氧运动为主的身体活动。

(2) 身体活动强度以中低强度为主,每次持续时间不少于 10 分钟。

(3) 每天身体活动量相当于快步走 6 000~10 000 步,可一次完成也可以分 2~3 次完成。

(4) 对于体质较好者可以进行力量型运动,注意避免突然发力及憋气用力。

(5) 遵循医嘱调节身体活动的量,并及时与医生沟通沟通调整药物治疗。

15. 适合高血压患者的运动方式

（1）有氧运动：四肢、躯干等大肌肉群参与为主的有氧运动，例如：健步走、慢跑、骑自行车等。快速步行是调节控制血压的最好运动方式之一。

（2）力量型运动：增加肌肉力量和质量，强壮骨骼和关节，每组力量型运动应包括 4~8 个身体部位。

（3）柔韧性运动：放松肌肉，防止运动时损伤。

16. 适合高血压患者的运动强度

（1）有氧运动：推荐中等强度。走跑结合，MET 为6.0；健身操，MET 为 5.0；舞蹈（中速），MET 为 4.5（图 63）。

（2）力量型运动：推荐低强度，使用最大肌肉力量的40%~60%，每个需要锻炼的身体部位重复 10~15 次。

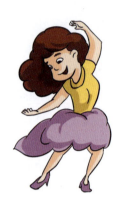

图 63　高血压患者的
运动方式——舞蹈

17. 适合高血压患者的运动时间

（1）有氧运动：每周运动 5~7 天，每天运动时间为 30~60 分钟，可一次完成也可分多次进行，每次不少于 10 分钟。

（2）力量型运动：建议隔日进行，每天 2~3 组。

（3）柔韧性运动：推荐每天都进行。

具体计划见表 22：

表 22　高血压患者运动计划

周一	瑜伽 40 分钟
周二	快步走 30 分钟（中午 10 分钟，晚上 20 分钟），其他器械练习 2 组（6 个部位，每个部位重复 8 次）
周三	太极拳 30 分钟，身体拉伸（压腿、压肩、踢腿、甩腰）
周四	舞蹈 30 分钟，其他器械练习 2 组（6 个部位，每个部位重复 8 次）
周五	休息
周六	身体拉伸（压腿、压肩、踢腿、甩腰），步行 30 分钟（早上 15 分钟，晚上 15 分钟）
周日	休息

18. 高血压患者进行身体活动时的注意事项有哪些

（1）应根据自身身体状况咨询医生，并遵医嘱开展。密切关注及检测血压的变化，及时与医生沟通调整药物治疗。当出现持续加重的不适感觉，应立即停止身体活动并及时就医。

（2）高血压患者有条件可进行运动能力测试，按专业性指导进行运动，如果患者安静时收缩压大于180毫米汞柱或舒张压大于110毫米汞柱，先药物控制，需经医生同意后再进行运动。

（3）避免爆发用力运动，运动开始应逐渐用力。

（4）服用β受体阻滞剂药物者，会出现心率减慢情况，宜用自觉用力程度来判断身体活动的强度。

（5）服用利尿剂者，身体活动时要注意适量补充水分和钾。

（6）服用α_2受体阻断剂、钙通道拮抗剂、血管舒张类药物时，有时会造成运动后低血压，因此要注意增加运动后的放松活动的时间，且逐渐降低运动的强度。

（7）运动时应避免憋气用力，密切关注运动时血压的变化。

19. 身体活动对高血脂患者的意义

高血脂即高脂血症，是指脂肪代谢紊乱或运转异常导致血液中胆固醇（TC）、甘油三酯（TG）、低密脂蛋白（LDL）过高和／或血清高密脂蛋白（HDL）过低的一种疾病。饮食中脂肪含量过高、缺乏运动的人患高胆固醇血症、高甘油三酯血症或两者兼有的风险明显增加。高脂血症是引起动脉粥样硬化的危险因素之一。

除了调节膳食模式，积极规律的身体活动也是调节血脂的经济有效的手段之一，可以降低机体血清甘油三酯含量，增加血清高密度脂蛋白含量及降低血清低密度脂蛋白含量。

20. 高血脂患者身体活动的关键推荐有哪些

（1）有氧运动是调节血脂简单易行的方式，推荐中等强度有氧运动。

（2）每周累积身体活动150分钟以上，身体状况较好者每周运动300分钟,降低血脂的效果更好。

(3)在日常生活中除规律的运动锻炼,还应有意地增加家务及交通往来身体活动量,如减少出行开车、坐车,增加步行、骑自行车的机会。

(4)定期体检,并根据医生的建议及专业人士指导下进行规律的身体活动。

21. 适合高血脂患者的运动方式

(1)有氧运动:四肢、躯干等大肌肉群参与为主的有氧运动,如游泳、慢跑、骑自行车等。根据自身身体状况也可选择走跑交替。

(2)力量型运动:增加肌肉力量和质量,强壮骨骼和关节,每组力量型运动应包括 4~8 个身体部位。

(3)柔韧性运动:放松肌肉,防止运动时损伤。

22. 适合高血脂患者的运动强度

(1)有氧运动:推荐中等强度,身体条件允许者高强度效果较好。快速走,MET 为 4.0;慢跑,一般 MET 为 7.0;乒乓球,MET 为 4.0;健身操,MET 为 5.0。(图 64)

(2)力量型运动:推荐低强度,使用最大肌肉力量的 40%~60%,每个需要锻炼的身体部位重复 10~15 次。

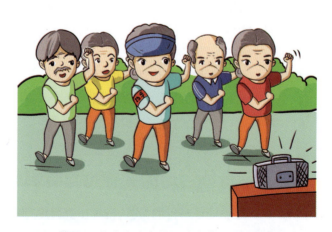

图 64 高血脂患者的运动方式——健身操

23. 适合高血脂患者的运动时间

(1) 有氧运动:每周运动 5~7 天,每天运动时间为 20~60 分钟,可一次完成也可分多次进行,每次不少于 10 分钟。

(2) 力量型运动:建议隔日进行,每天 2~3 组。

(3) 柔韧性运动:推荐每天都进行。

具体计划见表 23:

表 23　高血脂患者的运动计划

周一	休息
周二	快步走 30 分钟(中午 10 分钟,晚上 20 分钟)
周三	骑自行车 30 分钟,身体拉伸(压腿、压肩、踢腿、甩腰)
周四	游泳 30 分钟,其他器械练习 2 组(6 个部位,每个部位重复 8 次)
周五	休息
周六	其他器械练习 2 组(6 个部位,每个部位重复 8 次)、乒乓球 30 分钟(早上 15 分钟,晚上 15 分钟)
周日	太极拳 40 分钟

24. 高血脂患者进行身体活动时的注意事项有哪些

(1) 高血脂患者在进行运动前需进行身体检查,以排除各种并发症,在专业医生指导下进行确定运动量。健康者、无严重并发症的高脂血症患者可参加一般运动,合并有轻度高血压、糖尿病和无症状性冠心病及肥胖的患者,可在医生指导下进行适量运动。

(2) 采取循序渐进的方式,不应操之过急,锻炼的时间和强度逐渐增加。

25. 身体活动对骨质疏松患者的意义

骨质疏松症是危害老年人身心健康的常见病,是以骨密度降低、骨组织微细结构变化为特征的全身代谢性疾病,并伴随骨折易感性的增加,是一种不可逆转的病理过程。高危人群主要有绝经后妇女、65 岁以上老年人、骨质疏松家族史及膳食中缺乏钙或维生素 D（光照少或摄入少）的人群。因此正确认识和预防尤为重要。

　　适当的身体活动有助于增加骨量，减缓由于年龄增大引起的骨量丢失，增加骨强度和肌肉强度，此外还可以改善和提高肌腱和韧带的顺应性、延展性，提高平衡能力和灵敏能力，预防和减少跌倒，降低骨质疏松性骨折的发生率。但是，身体活动主要依靠骨骼和肌肉，对于骨质疏松患者这样一个特殊的群体，不管是身体活动方式，还是身体活动强度，甚至在次数、时间上都有别于其他人群。

26. 骨质疏松患者身体活动的关键推荐有哪些

　　（1）推荐承重有氧运动（如健步走、慢速跑）及防控骨质疏松有效的力量型运动，尤其锻炼腰背部肌肉，保持体态，减少脊柱负担。

　　（2）有氧运动可进行步行、慢速跑、骑自行车、游泳、上下楼梯等，每周 90 分钟以上；力量型运动隔日进行，每天推荐身体 8~12 个部位中等强度重复 8~12 次。

　　（3）量力而行，持之以恒，在身体活动中注重自我保护。

　　（4）活动强度、时间不要超过可耐受的范围。

　　（5）在开展锻炼前应先进行自我身体测评，并根据医生的建议及在专业人士指导下进行规律的身体活动。

27. 适合骨质疏松患者运动方式

　　（1）有氧运动：四肢、躯干等大肌肉群参与为主的有氧运动，身体状况允许可选择承重有氧运动，如健步走、网球、间歇性慢跑等。

　　（2）力量型运动：增加肌肉力量和质量，强壮骨骼和关节。每组力量型运动包括身体部位 8~12 个。

　　（3）柔韧性运动：放松肌肉，防止运动时损伤，如体操、太极拳等。

　　（4）平衡练习：如单脚站立，既可以提高抵抗摔倒的能力，加强背部、腹部和腿部的肌肉，也能改善平衡。

28. 适合骨质疏松患者的运动强度

（1）有氧运动：身体条件允许，可进行中等及上强度运动，如步行（慢速），MET 为 2.5；快速走，MET 为 4.0；走跑结合，MET 为 6.0；太极拳，MET 为 3.5；保龄球，MET 为 3.0（图 65）。

（2）力量型运动：中等强度，使用最大肌肉力量的 50%~70%，每个需要锻炼的身体部位重复 8~12 次。高强度，使用最大肌肉力量的 71%~80% 每个需要锻炼的身体部位重复 4~6 次。

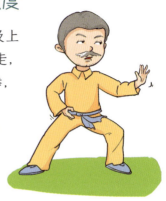

图 65　骨质疏松患者的运动方式——太极拳

29. 适合骨质疏松患者的运动时间

（1）有氧运动：每周运动 3 天以上，每天运动时间为 20~60 分钟，可一次完成也可分多次进行，每次不少于 10 分钟。

（2）力量型运动：建议隔日进行，每天 2~3 组。

（3）柔韧性运动：推荐每天都进行。

例如：每周三天进行中等强度的步行、原地行走 30 分钟（原则：选择安全平整的道路，穿适合的鞋子、袜子），在活动中，适时坐下休息；每周选择两天参加瑜伽课程，结合肌肉训练及平衡练习。周末可在家人的陪同下逛商场，既能放松心情，又起到锻炼的作用。

30. 骨质疏松患者进行身体活动时的注意事项有哪些

（1）应根据自身身体状况咨询医生，并遵医嘱开展；定期进行体检和运动能力测试，并根据专业人士建议选择身体活动方式及量。当出现持续加重的不适感觉，应立即停止身体活动并及时就医。

（2）选择适合自己能力的运动项目，为防控骨质疏松效果更好可以选择承重有氧运动方式，如快走、慢跑等。同时注意运动中采用正确的姿势、强度。

（3）骨质疏松患者要避免身体活动过度，避免跳高、快跑等高强度运动。向前弯腰、扭腰、仰卧起坐等，容易增加脊柱的压力，以致脊柱和腰部受伤。

（4）在身体条件允许的前提下，力量型运动推荐中等强度以上。

（5）运动前做好准备工作，充分活动身体的各个关节；运动结束后做好充分的拉伸活动。

参考文献

［1］国家卫生计生委疾病预防控制局.中国居民营养与慢性病状况报告(2015 年).北京:人民卫生出版社,2015.

［2］健康中国行动推进委员会.健康中国行动(2019-2030 年)[EB/OL].(2019-10-10)[2021-03-10].http://www.nhc.gov.cn/guihuaxxs/s3585u/201907/e9275fb95d5b4295be8308415d4cd1b2.shtml.Data accessed on 10/17/2019.

［3］中国营养学会.中国居民膳食指南(2016).北京:人民卫生出版社,2016.

［4］U.S. Department of Health and Human Services. Physical Activity Guidelines for Americans,2nd edition. Washington,DC:U.S. Department of Health and Human Services;2018.2.

［5］国家体育总局.全民健康指南.北京:北京体育大学出版社,2018.

［6］中国人民共和国卫生部疾病预防控制局.中国成人身体活动指南.北京:人民卫生出版社,2011.

［7］王陇德,马冠生.营养与疾病预防——医护人员读本.北京:人民卫生出版社,2016.

［8］国务院.国务院关于实施健康中国行动的意见[EB/OL].(2019-10-10)[2021-03-10].http://www.gov.cn/zhengce/content/2019-07/15/content_5409492.htm? trs=1 Data accessed on 10/20/2019.

［9］王妍玲.大学生体育锻炼行为与学习效率的关系研究——以上海为例 浙江体育科学,2015,37(6):90-96.

［10］WHO. WHO Guidelines on physical activity and sedentary behaviour. WHO,Geneva,2020.

［11］WHO. Guidelines on physical activity,sedentary behaviour and sleep for children under 5 years of age. WHO, Geneva, 2019.

［12］中国营养学会 . 中国居民膳食指南科学研究报告(2021), 2021.

［13］张云婷, 马生霞, 陈畅, 等 . 中国儿童青少年身体活动指南 . 中国循证儿科杂志, 2017, 12(6): 401-409.

［14］常翠青 . 2 型糖尿病患者的个体化运动处方 . 中华糖尿病杂志, 2014, 6(6): 361-364.

［15］李艳玲, 田红英, 孙思伟, 等 . 身体活动对老年人住院情况影响 . 中国老年学杂志, 2016, 36(2): 444-446.

［16］于红军, 仇军 . 身体活动负荷对我国老年人慢性疾病风险率的影响研究——基于对清华大学老年人群 PASE 问卷的流行病学调查 . 中国体育科技, 2013, 49(2): 139-144.

［17］王安利 . 力量训练的强度与强度控制 . 中国学校体育, 2014, 1(6): 76-81.

［18］中国预防医学会, 中华预防医学会心脏病预防与控制专业委员会, 中华医学会糖尿病学分会等 . 中国健康生活方式预防心血管代谢疾病指南 . 中国循环杂志, 2020, 35(3): 209-227.

［19］中国血脂异常防治指南修订联合委员会 . 中国成人血脂异常防治指南(2016 年修订版). 中国循环杂志, 2016, 31(10): 937-953.

［20］高血压联盟中国, 国家心血管病中心等 . 中国高血压患者教育指南 . 中华高血压杂志, 2013, 12(12): 1123-1149.

52检